Heinz-Dieter Neumann

Manuelle Medizin

Eine Einführung in
Theorie, Diagnostik und Therapie

Dritte, überarbeitete und ergänzte Auflage

Geleitwort von H. Mau

Mit 62 Abbildungen

Springer-Verlag Berlin Heidelberg New York
London Paris Tokyo

Dr. med. Heinz-Dieter Neumann
Facharzt für Orthopädie
Bühlertalstraße 45
7580 Bühl/Baden

ISBN 3-540-50511-3
3. Auflage Springer-Verlag Berlin Heidelberg New York
ISBN 0-387-50511-3
3rd edition Springer-Verlag New York Berlin Heidelberg

ISBN 3-540-16721-8 2. Auflage Springer-Verlag Berlin Heidelberg New York
ISBN 0-387-16721-8 2nd edition Springer-Verlag New York Berlin Heidelberg

CIP-Titelaufnahme der Deutschen Bibliothek
Neumann, Heinz-Dieter: Manuelle Medizin : eine Einführung in Theorie, Diagnostik und Therapie / Heinz-Dieter Neumann. Mit e. Geleitw. von H. Mau. - 3., überarb. u. erg. Aufl. - Berlin ; Heidelberg ; New York ; London ; Paris ; Tokyo : Springer, 1989
(Manuelle Medizin)
ISBN 3-540-50511-3 (Berlin ...)
ISBN 0-387-50511-3 (New York ...)

Satz-, Druck- und Bindearbeiten: Appl, Wemding
2119/3145-5432 - Gedruckt auf säurefreiem Papier

Geleitwort

Die Chirotherapie machte ihre ersten Schritte bei uns in Deutschland nach dem 2. Weltkrieg. Eine kleine Gruppe von Ärzten setzte sich mit der aus der Laienmedizin kommenden Untersuchungs- und Behandlungsmethode auseinander und erarbeitete eine naturwissenschaftliche Grundlage.

Es war ein langer und mühsamer Weg, den die Manuelle Medizin in den vergangenen 30 Jahren bei uns durchschritten hat: von den ersten sehr kritischen Diskussionen auf dem Kongreß der Deutschen Gesellschaft für Orthopädie 1955 in Hamburg bis zur Anerkennung auf dem Kongreß der gleichen Gesellschaft 1981 in Münster und auf dem Südwestdeutschen Orthopädenkongreß 1982 in Baden-Baden. Ein wichtiger Meilenstein stellt die 1976 durch den Deutschen Ärztetag eingeführte Zusatzbezeichnung „Chirotherapie" dar.

Zwar existieren schon Lehraufträge für Manuelle Medizin in einzelnen medizinischen Fakultäten. Die volle Ausbildung ist z. Zt. jedoch nur in den Ärzteseminaren der Deutschen Gesellschaft für Manuelle Medizin möglich. *Eine weitergehende Verankerung von Lehre und Forschung an den Hochschulen wäre wünschenswert.* Die Hochschulen könnten durch die Erteilung von Lehr- und Forschungsaufträgen zur Fortentwicklung der wissenschaftlichen Grundlagen der Manuellen Medizin wesentlich beitragen.

Dieses zeitgemäße Büchlein meines früheren Mitarbeiters, des jetzigen Präsidenten der Internationalen Gesellschaft für Manuelle Medizin, H.-D. Neumann, gibt einen klaren, konzentrierten Überblick über den derzeitigen Stand von Theorie und Praxis. Eines der wesentlichen Anliegen des Autors ist es, Lücken in der Kenntnis der Manuellen Medizin zu schließen und somit Vorurteilen und falschen Vorstellungen entgegenzuwirken.

Man darf dieser Schrift eine weite Verbreitung voraussagen.

H. Mau, Tübingen

Vorwort zur dritten Auflage

Das Interesse von Ärzten und Krankengymnasten an der Manuellen Medizin ist anhaltend groß. Dieser Tatsache tragen wir mit der vorliegenden überarbeiteten Neuauflage Rechnung. Der Charakter einer übersichtlichen Einführung, welche zum Studium weiterer Literatur anregt und auf die Teilnahme an praktischen Kursen vorbereitet, blieb erhalten.

Die Überarbeitung wurde wesentlich erleichtert durch das zwischenzeitlich erschienene Buch *Chirodiagnostische und chirotherapeutische Technik* von H. P. Bischoff; in diesem Werk wird erstmals der gesamte Lehrstoff des „Ärzteseminar Dr. Karl Sell" seit dessen Gründung in Isny i. Allgäu umfassend und übersichtlich dargestellt. Als „Gegenstück" dazu veröffentlichen M. Eder und H. Tilscher das Buch *Chirotherapie. Vom Befund zur Behandlung*, welches auf der in Hamm gelehrten Diagnostik und Therapie basiert.

Ein herzlicher Dank gilt meiner Frau für ihre verständnisvolle Mitarbeit. Dem Springer-Verlag, insbesondere Herrn Dr. Graf-Baumann, danke ich für die gute Zusammenarbeit.

Bühl, im Januar 1989 — Heinz-Dieter Neumann

Vorwort zur zweiten Auflage

Das vorliegende Buch hat nach seinem ersten Erscheinen einen unerwartet guten Anklang gefunden. Es mußte mehrfach nachgedruckt werden.

Die Ärzteseminare der DGMM geben es den Teilnehmern ihrer Theorie- und Informationskurse als Einführung in die Hand.

Von verschiedenen Seiten wurde der Wunsch geäußert, den Inhalt zu erweitern. Ich bin diesem nur teilweise gefolgt. Es soll kein Lehrbuch entstehen, sondern der Charakter einer übersichtlichen Einführung erhalten bleiben.

Der Text wurde nach dem neuesten Stand überarbeitet und die manuelle Untersuchung und Behandlung der Extremitätengelenke etwas ausführlicher dargestellt. Außerdem wurden einige der Anschaulichkeit dienende Abbildungen hinzugefügt.

Ich danke Herrn Dr. Bischoff, Leiter des Ärzteseminars Neutrauchburg für die zur Verfügung gestellten Unterlagen, Herrn Dr. Jürgen Schott, Lehrer der FAC, und Herrn Prof. Dr. Thoden, Neurologe an der Universität Freiburg für ihre kritischen Anmerkungen.

Meine Frau und Frau Elisabeth Merz standen mir wieder hilfreich zur Seite. Herrn Dr. Graf-Baumann vom Springer-Verlag sei erneut für die gute Zusammenarbeit gedankt.

Bühl, Februar 1986 Heinz-Dieter Neumann

Vorwort zur ersten Auflage

Die Manuelle Medizin ist eine alte Volkskunst, die erst relativ spät in die Hand des Arztes gelangte. Der Patient war bis dahin gezwungen, bei einer ganzen Reihe von Beschwerden am Haltungs- und Bewegungsapparat die Hilfe des Laienbehandlers zu suchen.

Nach dem 2. Weltkrieg begannen in verschiedenen europäischen und außereuropäischen Ländern Gruppen von Ärzten die alten Handgrifftechniken zu erforschen, auf eine naturwissenschaftliche Grundlage zu stellen und zum Wohl ihrer Patienten anzuwenden. Was am Anfang als eine bloße „Pack- und Knackmethode" erschien, entwickelte sich in ärztlicher Hand bald zu einer umfassenden funktionellen Betrachtungsweise von Störungen am Haltungs- und Bewegungsapparat, zur Manuellen Medizin. Sie fügt sich zwanglos in die bereits vorhandenen wissenschaftlichen und klinischen Erkenntnisse ein. Der Arzt erhält eine diagnostische Methode, mit deren Hilfe er kleinste Funktionsstörungen am Haltungs- und Bewegungsapparat erfassen und beurteilen kann. Außerdem bekommt er ein breitgefächertes Instrumentarium vermittelt, welches die bereits vorhandenen therapeutischen Möglichkeiten wesentlich erweitert.

Die Zahl der Ärzte, die in den vergangenen 30 Jahren in den Ärzteseminaren der nationalen Gesellschaft ausgebildet wurden, beträgt mehrere Tausend. Waren es erst die Allgemeinärzte, welche die Manuelle Medizin erlernten, so sind es jetzt zunehmend v.a. Orthopäden, Neurologen, Internisten, Rheumatologen, Sportmediziner und Hals-Nasen-Ohren-Ärzte. Auf dem Gebiet der physikalischen Medizin erhält v.a. die Krankengymnastik eine wesentliche Erweiterung ihrer Aufgabenstellung.

Trotz dieser großen Erfolge besteht immer noch ein erhebliches Informationsdefizit über die Manuelle Medizin.

Dieses Buch soll helfen, Vorurteile abzubauen. Die Manuelle Medizin ist weder eine Art Wunderwaffe, noch eine im Bereich des Psychischen wirkende symbolische Handlung. Es gibt Kollegen, die glauben, ihre Patienten vor der Anwendung der manuellen Therapie warnen zu müssen.

Nach der Lektüre dieses Buches sollte jeder kritische Leser in der Lage sein, sich ein eigenes Urteil über die Manuelle Medizin zu bilden.

Das Buch ist hervorgegangen aus einem Skriptum, welches seit 1971 die Grundlage des Theoriekurses der Deutschen Gesellschaft für Manuelle Medizin ist. Der Inhalt wurde neu geordnet und ergänzt, dabei so knapp wie möglich gehalten, um eine Kurzinformation über das Wesentliche zu geben. Es soll dazu anregen, sich weiter mit der Materie zu befassen und Kurse in Manueller Medizin zu belegen.

Allen, die zum Gelingen dieses Buches beigetragen haben, möchte ich an dieser Stelle herzlich danken: Meinem Lehrer, Herrn Prof. Mau, für sein Geleitwort. Er ermutigte mich seinerzeit zum Besuch eines Kurses in Manueller Medizin. Allen Kollegen aus dem In- und Ausland, insbesondere den Lehrerkollegen der Deutschen Gesellschaft für Manuelle Medizin, für ihre Ratschläge. Meiner Frau und Herrn Dr. Jiri Dvořák für die kritische Durchsicht des Manuskripts. Frau Elisabeth Merz für ihre unermüdliche Schreibarbeit und Herrn Dr. Graf-Baumann vom Springer-Verlag für die gute Zusammenarbeit.

Bühl, im August 1983 Heinz-Dieter Neumann

Inhaltsverzeichnis

1 Entwicklung der Manuellen Medizin

Das „Knochensetzen" ist wohl so alt wie die Menschheit selbst. Schon in frühen Zeiten und bei vielen Völkern hat es Kundige gegeben, die in der Lage waren, durch Handgriffe Beschwerden an Wirbelsäule und Gliedmaßen zu lindern oder zu beseitigen. Ich kann mich noch an meine Jugend in Schlesien erinnern, wo es u. a. Schäfer waren, welche diese Kunst beherrschten.

Während das Kräuterweiblein seine Kenntnisse dem Internisten weitergab und der Chirurg vom Bader lernte, ist erstaunlicherweise die Kunst des Knochensetzens erst in allerjüngster Zeit und nur sehr zögernd in die Hand des Arztes gelangt. Vielleicht waren die großen Fortschritte der Medizin auf dem Gebiet der Arzneimittellehre und der Chirurgie im 19. und 20. Jahrhundert der Grund für die Nichtbeachtung der Manuellen Medizin, wie wir die Lehre von den Handgriffen heute nennen.

Die Wurzeln der modernen Manuellen Medizin, die sich in ärztlicher Hand in den letzten 30 Jahren erheblich weiterentwickelt hat und auf eine wissenschaftliche Grundlage gestellt wurde, sind Osteopathie und Chiropraktik. Beide Methoden kommen aus den USA.

Am 30. 10. 1894 gründete Andrew Tailor Still in Kirksville, USA, eine Schule, wo erfolgreichen Absolventen der Titel des Doktors der *Osteopathie* verliehen wurde (Hildreth 1942). Still hatte die Kunst des Heilens durch Handgriffe an Wirbelsäule und Extremitätengelenken aufgegriffen und zu einer lehrbaren Wissenschaft ausgebaut. Während am Anfang an den Osteopathenschulen nur Anatomie und die Handgrifftechniken gelehrt wurden, vermitteln sie heute das gleiche Wissen wie die Medizinschulen. Auch die klinische Ausbildungsdauer von 36 Monaten ist die gleiche, so daß die Osteopathen in den USA staatlich anerkannt und den an Medizinschulen ausgebildeten Ärzten gleichgestellt sind. Der wesentliche Unterschied besteht darin, daß die Osteopathen während ihrer Ausbildung zusätzlich 400 Stunden Unterricht in Manueller Medizin erhalten. Es gibt zur Zeit 12 Osteopathenschulen, teils privat, teils an staatlichen Universitäten. In den USA praktizieren 18000 Doktoren der Osteopathie (D. O.). Vergleichsweise sei die Zahl von 160000 Doktoren der Medizin (M. D.) genannt. Den Osteopathen verdanken wir die Grundlagen unseres heutigen Wissens über die Manuelle Medizin.

Unter einem Osteopathen kann man sich in Deutschland kaum etwas vorstellen. Verwirrend kommt hinzu, daß es v. a. in angelsächsischen Ländern und in Frankreich „Osteopathen" gibt, welche zwar Handgrifftechniken ausüben, aber keine medizinische Grundausbildung besitzen. Es handelt sich meistens um weitergebildete Masseure.

Im Volksmund wesentlich bekannter sind die *Chiropraktiker.* Begründer der Chiropraktiker war kein Arzt, sondern ein kanado-amerikanischer Gemischtwarenhändler namens Palmer, der die erste Chiropraktikerschule im Jahre 1895 gründete. Es gibt in den USA etwa 30000 Chiropraktiker (D.C.). Eine Regierungskommission prüft dort z.Zt. die Frage einer staatlichen Anerkennung. In einigen Staaten der USA arbeiten die Chiropraktiker ohne Lizenz. In anderen Ländern ist ihre Rechtsstellung sehr unterschiedlich.

In der Bundesrepublik Deutschland erfolgt die Zulassung über das Heilpraktikergesetz (Peper 1978). Die Chiropraktiker haben eine Reihe von eigenen, von der osteopathischen Technik abweichende Handgrifftechniken entwickelt, die sie ebenfalls zur Behebung von Beschwerden an Wirbelsäule und Extremitätengelenken anwenden. Ihre theoretischen Vorstellungen in Verbindung mit den Handgrifftechniken brachten sie von Anfang an und im Laufe der Jahre zunehmend in einen scharfen Gegensatz zur sog. Schulmedizin. Erst in letzter Zeit scheint sich ein Wandel der Denkweise der Chiropraktiker anzubahnen, indem ein Teil von ihnen beginnt, die bisherigen philosophischen Erklärungen zur Chiropraktik durch naturwissenschaftliche Begründungen zu ersetzen.

Diese kurze Einführung soll dazu dienen, die gegenwärtige Situation verständlich zu machen. Wer sich mit der Geschichte der Manuellen Medizin näher befassen will, sei auf das Buch von Schiötz u. Cyriax (1975) sowie auf die entsprechenden Kapitel in den Büchern von Maigne (1961), Lewit (1977) und Eder/Tilscher (1988) verwiesen.

Ärzte in Europa und anderen Ländern begannen erst nach dem 2. Weltkrieg sich in größerem Umfang mit den Handgrifftechniken zu befassen. Bis dahin gab es nur ein paar Außenseiter, denen die Techniken der Chiropraxis und der Osteopathie bekannt waren.

In Deutschland ließen sich, durch das Heilpraktikergesetz begünstigt, im Ausland ausgebildete Osteopathen und Chiropraktiker nieder. Sie erzielten mitunter spektakuläre Erfolge, die mit herkömmlichen Methoden nicht erreichbar waren. Bald wurden kleine Gruppen von Ärzten darauf aufmerksam und begannen, sich mit der neuen Methode auseinanderzusetzen. Sie gründeten im Jahre 1953 die *Forschungsgemeinschaft für Arthrologie und Chirotherapie* (FAC) in Hamm und die *Gesellschaft für Manuelle Wirbelsäulen- und Extremitätenbehandlung* (MWE) in Neutrauchburg als ärztliche Ausbildungs- und Forschungsstätten. Beide schlossen sich 1966 zur *Deutschen Gesellschaft für Manuelle Medizin* (D.G.M.M.) zusammen, welche im Rahmen der 1968 gegründeten *Internationalen Gesellschaft für Manuelle Medizin* (F.I.M.M.) eng mit den nationalen Gesellschaften für Manuelle Medizin von 21 anderen Ländern zusammenarbeitet.

Diese Gesellschaften haben sich die Aufgabe gestellt, die Manuelle Medizin nach kritischer Prüfung, befreit von anzweifelbaren Theorien und mit einer sich ständig verfeinernden Technik, zum Wohl des Patienten in die Hand des Arztes zu legen.

Das Ziel der *Ärztlichen Gesellschaft für Manuelle Medizin* ist es, jeden Arzt, der nach Erweiterung seiner diagnostischen und therapeutischen Möglichkeiten sucht, über die Manuelle Medizin zu *informieren* und jeden Arzt, der sich speziell mit der funktionellen Erkrankung des Haltungs- und Bewegungsapparates befaßt, zu *instruieren.*

In den letzten Jahren ist das Interesse der Krankengymnastik an der Manuellen Medizin sprunghaft gestiegen. Die Ärzteseminare haben eigene Kurse für Krankengymnasten/innen eingeführt, in denen die für diese Berufsgruppe geeigneten Techniken gelehrt werden.

2 Kursprogramme

Die *Deutsche Gesellschaft für Manuelle Medizin* führt 12stündige Theoriekurse als unabdingbare Voraussetzung für die darauf aufbauenden Kurse in Hamm und Neutrauchburg durch. Im Ärzteseminar Hamm folgen dem Theoriekurs noch 7 Kurse: 2 Extremitäten- und 5 Wirbelsäulenkurse mit jeweils 40 Unterrichts- und Übungsstunden, außerdem ein 12stündiger Röntgenkurs. Parallel zu diesen Kursen laufen fakultativ weitere Extremitäten- und Muskelfunktionskurse.

Die Ausbildung der Krankengymnasten/innen beginnt ebenfalls mit dem Theoriekurs. Ihm folgen 3 Extremitäten- und 3 Wirbelsäulenkurse von jeweils 40 Stunden. Dann kann das „Mobilisationsexamen" abgelegt werden.

Die Kurse im Ärzteseminar „Dr. Karl Sell" in Neutrauchburg entsprechen sowohl im Ausbildungsinhalt als auch in der Stundenzahl dem Ärzteseminar Hamm. Sie dauern hier 14 Tage und sind wegen des unterschiedlichen Aufbaus des Lehrstoffs nur blockweise mit den durch das Ärzteseminar Hamm abgehaltenen Kursen austauschbar.

Die hier genannten Kurse entsprechen sowohl dem Inhalt als auch der Dauer nach der Weiterbildungsordnung der Ärztekammer der Länder zur Erlangung der Zusatzbezeichnung „Chirotherapie". Diese wurde 1976 auf dem 79. Deutschen Ärztetag eingeführt.

Kursauskünfte: *Ärzteseminar Hamm (FAC) e. V.*, Ostenallee 80, 4700 Hamm; *Ärzteseminar Neutrauchburg (MWE) e. V.*, Dr. Karl Sell-Ärzteseminar, 7972 Neutrauchburg/Allgäu; *Österreichische Ärztegesellschaft für Manuelle Medizin*, Sekretariat: Orthopädisches Spital, Speisinger Straße 109, A-1134 Wien; *Schweizer Ärztegesellschaft für Manuelle Medizin (SAMM)*, Neumünsterallee 10, CH-8032 Zürich.

Kurse finden in allen Ländern statt, die der Internationalen Gesellschaft für Manuelle Medizin angehören. Auskünfte sind beim Autor erhältlich.

Auch in der Deutschen Demokratischen Republik, der CSSR, den Volksrepubliken Bulgarien, Polen und Ungarn gibt es Ärztegesellschaften für Manuelle Medizin. Die Gesellschaften der CSSR, Bulgariens und Polens gehören der FIMM an.

3 Grundlagen der Manuellen Medizin

Die „Manuelle Medizin" befaßt sich mit der Physiologie, Pathophysiologie und Verhütung von reversiblen Funktionsstörungen am Haltungs- und Bewegungsapparat. Sie umfaßt alle *diagnostischen* und *therapeutischen* Techniken an der Wirbelsäule und an den Extremitätengelenken, die zur Auffindung und Behebung dieser Störungen dienen.

In Deutschland ist der Begriff „Chirotherapie" Synonym der internationalen Bezeichnung „Manuelle Medizin". Er ist als Zusatzbezeichnung in der Weiterbildungsordnung der Länder verankert und in die ärztliche Gebührenordnung eingefügt.

3.1 Blockierung

Es gibt reversible Funktionsstörungen an Gelenken mit verminderter und vermehrter Beweglichkeit. Letztere werden im Kap. „Hypermobilität" (S. 84) abgehandelt. Wir befassen uns in den folgenden Kapiteln mit der Funktionsstörung mit Bewegungseinschränkung. Sie wird im internationalen Sprachgebrauch als „segmentale und peripher-artikuläre Dysfunktion" bezeichnet. im amerikanischen Sprachgebrauch als „somatische Dysfunktion". Im Deutschen hat sich der etwas zu mechanistische Begriff „Blockierung" eingebürgert.

3.1.1 Definition

Blockierung bedeutet:

a) ein Zustand reversibel gestörter Funktion eines Gelenks im Sinne der Bewegungseinschränkung. Das Gelenk kann an jedem Punkt der physiologischen Bewegungsbahn (Mittel- bis Endstellung) verharren. Die Beweglichkeit ist nie ganz aufgehoben, sondern in eine oder mehrere Richtungen eingeschränkt. Das Gelenkspiel ist regelmäßig beeinträchtigt;
b) die zum Gelenk gehörende Muskulatur ist auf neurophysiologischem Wege entsprechend der Richtung der Bewegungseinschränkung verspannt;
c) die Funktion der dem Gelenk segmental zugeordneten Gewebe und inneren Organe kann beeinträchtigt sein.

Die Blockierung ist die einzige Indikation zur manuellen Therapie!

3.1.2 Theorien

Es gab und gibt eine Reihe von Theorien und Arbeitshypothesen zur Blockierung. Es wurden hauptsächlich diskutiert:

- Störung der Zirkulation von Gewebsflüssigkeit (Still 1908),
- Subluxation[1] (Palmer 1933),
- Nerveinklemmung (Palmer 1933),
- Meniskuseinklemmung (Zukschwerdt et al. 1960; Dörr 1962),
- Verklemmen von Bandscheibengewebe (Cyriax 1969; Fisk 1977),
- Störungen von Gleitfähigkeit der Gelenkoberfläche (Wolf 1969),
- Störung der nervös-reflektorischen Steuerung des Gelenks (Korr 1975; Dvořák u. Dvořák 1983).

Es gibt eine Reihe weiterer Theorien zur formalen Genese der Blockierung. Wir haben uns auf die am häufigsten diskutierten beschränkt. Wahrscheinlich ist es jedoch falsch, die Grundursache einer Blockierung immer nur allein auf der knorpelig-knöchernen, muskulären oder nervös-reflektorischen Ebene zu suchen. Gelenk, Bandscheibe, Muskulatur und nervöse Steuerung sind Teile von Regelkreisen, die in den Gesamtorganismus eingebettet sind. Wahrscheinlich ist die Blockierung die Störung eines Regelkreises. Die Ursache kann - von Fall zu Fall verschieden - in jedem einzelnen seiner Bauteile liegen.

3.2 Denkmodell zur Manuellen Medizin

In diesem Abschnitt werden wir unsere theoretischen Vorstellungen über Entstehung, Ursachen, klinische Zeichen und Stellenwert einer Blockierung am Beispiel des Wirbelbogengelenks darlegen. Für die Extremitätengelenke gelten die gleichen Grundsätze, nur steht die mechanische Störung wesentlich mehr im Vordergrund als die reflektorische.

Wir gehen davon aus, daß das Wirbelbogengelenk 2 Funktionskreisen - einem mechanischen und einem nervös-reflektorischen - zugeordnet werden kann (Abb. 1).

3.2.1 Mechanischer Funktionskreis

Mechanisch gesehen ist das Wirbelbogengelenk Teil des Bewegungssegments (Junghans 1954), der kleinsten funktionellen Einheit der Wirbelsäule (Abb. 2). Es besteht aus dem beweglichen System: Bandscheibe - Wirbelbogengelenk und dem haltenden System: Bandapparat - Muskulatur (Abb. 1, unterer Kreis). Diese

[1] Das Wort „Subluxation“ oder Verrenkung sollte zur Bezeichnung einer Blockierung nicht mehr verwendet werden, da es zu erheblichen Schwierigkeiten bei der Verständigung mit der traditionellen Medizin führt.

Systeme bilden eine funktionelle Einheit. Der Binnendruck der Bandscheibe steht im diskoligamentären Spannungsgleichgewicht (Erdmann 1967/68) zur Elastizität des Bandapparats, dem Tonus der Wirbelsäulenmuskulatur und der statischen Belastung.

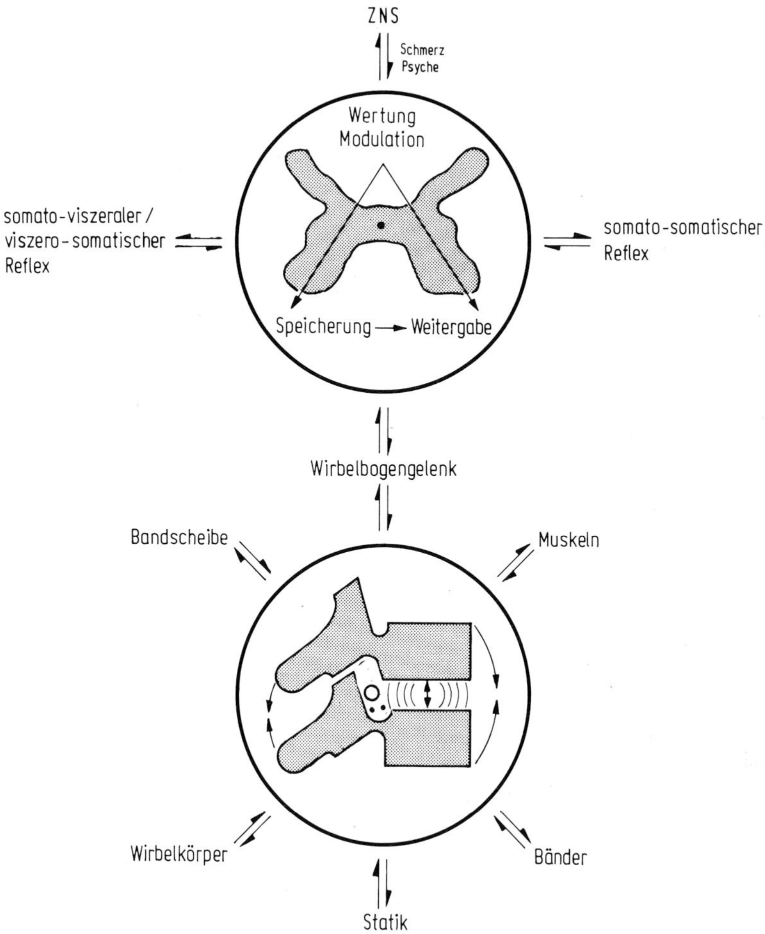

Abb. 1. Das Wirbelbogengelenk in seiner Doppelfunktion als Teil des Bewegungssegments *(unterer Kreis)* und als Teil eines nervös reflektorischen Regelkreises auf segmentaler Ebene *(oberer Kreis)*

Dieses Denkmodell zeigt:

- die Wege von Diagnostik und Therapie
- die klinischen Zeichen
- die Ursachen
- den Stellenwert

einer Funktionsstörung des Wirbelbogengelenks.

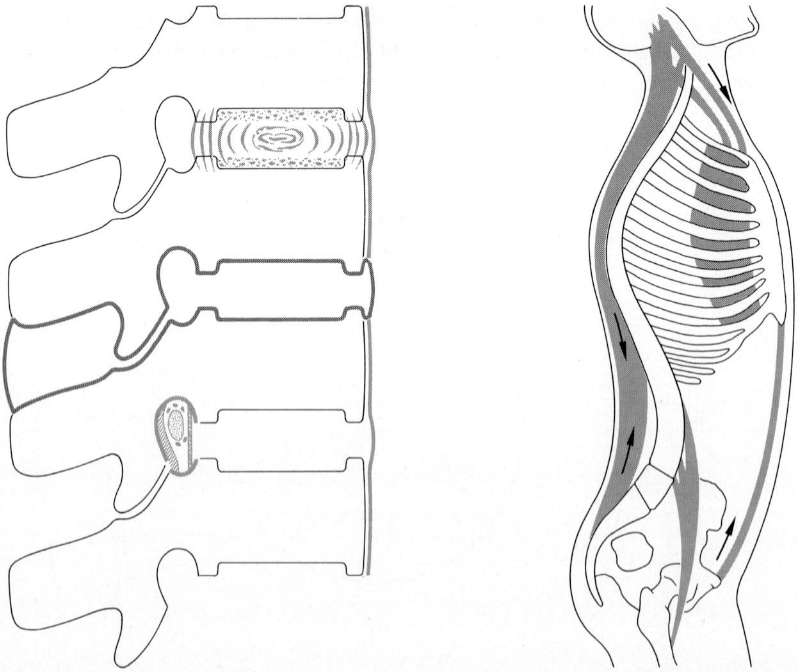

Abb. 2. Das Bewegungssegment als kleinste bewegliche Einheit der Wirbelsäule. (Nach Junghans 1954)

Eine Funktionsstörung des Wirbelbogengelenks beeinträchtigt die Beweglichkeit des ganzen Bewegungssegments. Es kann jedoch kein Teil eines Bewegungssegments für sich allein, ohne Auswirkung auf die anderen Teile, erkranken. So können Wirbelbogengelenkblockierungen, degenerative Veränderungen an Bandscheiben, Bandinsuffizienz und muskuläre Störungen Folge oder Ursache voneinander sein (Abb. 1, unterer Kreis).

Darüber hinaus steht die mechanische Funktion des Bewegungssegments auch in enger wechselseitiger Beziehung zur Allgemeinstatik (Abb. 3, S. 9). So können z. B. eine Beinlängendifferenz, eine Bewegungseinschränkung der großen Extremitätengelenke, Beckenasymmetrien, Skoliosierungen der Wirbelsäule, Tonusänderungen der Rumpf- oder Extremitätenmuskulatur, Störungen des muskulären Gleichgewichts (S. 61), berufliche Überlastung, Fehlfunktionen im Segment u. a. eine Wirbelbogengelenkblockierung verursachen. Auch umgekehrt können segmentale Funktionsstörungen die Gesamtstatik beeinflussen, z. B. die Schmerzskoliose bei einer akuten Wirbelbogengelenkblockierung.

- Asymmetrien des Schultergürtels
- Skoliosierungen
- Asymmetrien des lumbosakralen Übergangs
- Beckenasymmetrien
- Funktionsstörungen der Beingelenke
- Beinlängendifferenzen (Abb. 62, S. 94).

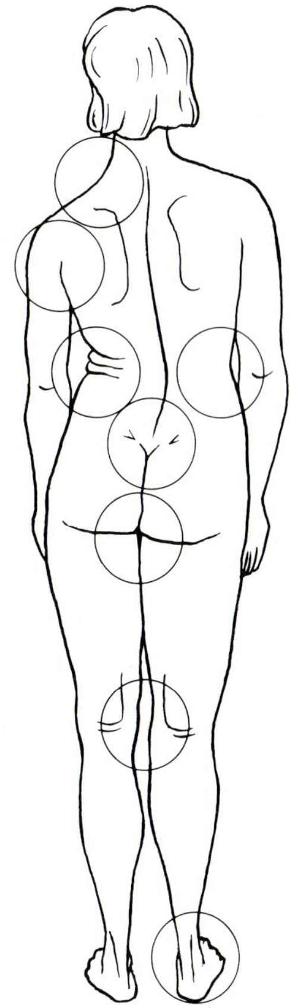

Abb. 3. Orientierungspunkte für Störungen der Statik in der Frontalebene

3.2.2 Nervös-reflektorischer Funktionskreis

Im oberen Kreis der Abb. 1 sind die nervös-reflektorischen Verbindungen des Wirbelbogengelenks zu Dermatom, Myotom, ZNS, Gefäßsystem und zu den inneren Organen (Viszerotom) veranschaulicht. Das Wirbelbogengelenk - wie jedes andere Gelenk auch - besitzt in seiner Gelenkkapsel und den ihm zugeordneten Bändern und Muskeln zahlreiche Nervenendigungen. Man unterscheidet 2 große Gruppen: die Propriorezeptoren (Rezeptoren I, II, III) und die Nozizeptoren (Rezeptoren IV). Eine nähere Beschreibung dieser Rezeptorensysteme, z. B. nach unterschiedlichem Aufbau der Nervenendigungen, Nervenfaserstärken, Nervenleitgeschwindigkeit usw., wie wir sie u. a. bei Wyke u. Polacek (1975 (Abb. 4), Korr (1975), Wolff (1983) und Dvořák u. Dvořák (1983) finden, würde in diesem Rahmen zu weit führen.

Die Propriorezeptoren vermitteln das Haltungs- und Stellungsgefühl. Sie reagieren auf Spannungsänderungen in den Gelenkkapseln, Bändern, Sehnen und Muskeln. Die Nozizeptoren haben eine höhere Reizschwelle und werden durch größere Beanspruchung der Gelenkkapsel wie Traumen, Reizzustände oder Entzündungen erregt. Propriorezeptoren und Nozizeptoren sind über den Ramus dorsalis

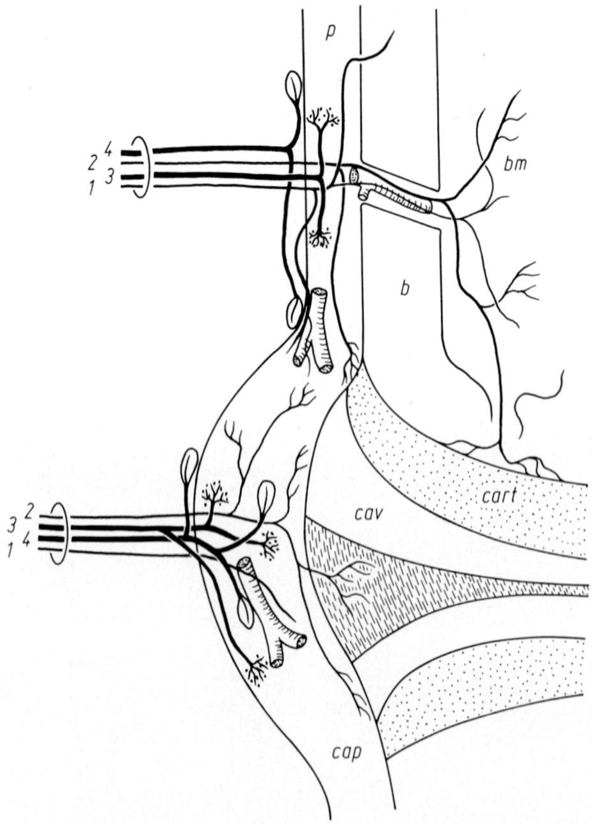

Abb. 4. Schematische Darstellung einer Gelenkinnervation. Afferenzen: *1* von freien, fadenförmigen Nervenendigungen (Typ IV), *2* von freien aufgezweigten Nervenendigungen (Typ I), *3* von büschelförmigen Rezeptoren (Typ II), *4* von eingekapselten Rezeptoren (Typ III). *cap* Gelenkkapsel, *cav* Gelenkspalt, *cart* Gelenkknorpel, *b* Knochen, *bm* Knochenmark, *p* Periost. (Nach Polacek 1966)

der Spinalnerven mit dem Hinterhornkomplex der grauen Substanz des Rückenmarks verbunden. Jede Spannungsänderung oder Schädigung der Gelenkkapsel wird in der grauen Substanz des Rückenmarks registriert, gewertet, moduliert (im Sinne der Hemmung oder Bahnung), gespeichert und beim Überschreiten einer gewissen Reizschwelle an die Peripherie zurückgegeben. So hat jede Wirbelbogengelenkblockierung einen deutlichen Einfluß auf die autochthone Wirbelsäulenmuskulatur, die oberflächliche Rumpfmuskulatur und die Extremitätenmuskulatur sowie auf das Dermatom, das Gefäßsystem und innere Organe (z.B. die Aktivität von Atmungsreflexen, kardiovaskulären und gastrointestinalen Reflexen). Beim Überschreiten einer weiteren Reizschwelle wird die segmentale Funktionsstörung in das ZNS, z.B. als Schmerz (Rezeptorenschmerz!) oder als psychische Irritation, gemeldet (Abb. 5).

Die Summation verschiedener Reize aus verschiedenen Reizquellen ist möglich (Korr 1975) und führt manchmal erst zum Bewußtwerden einer sonst unterschwel-

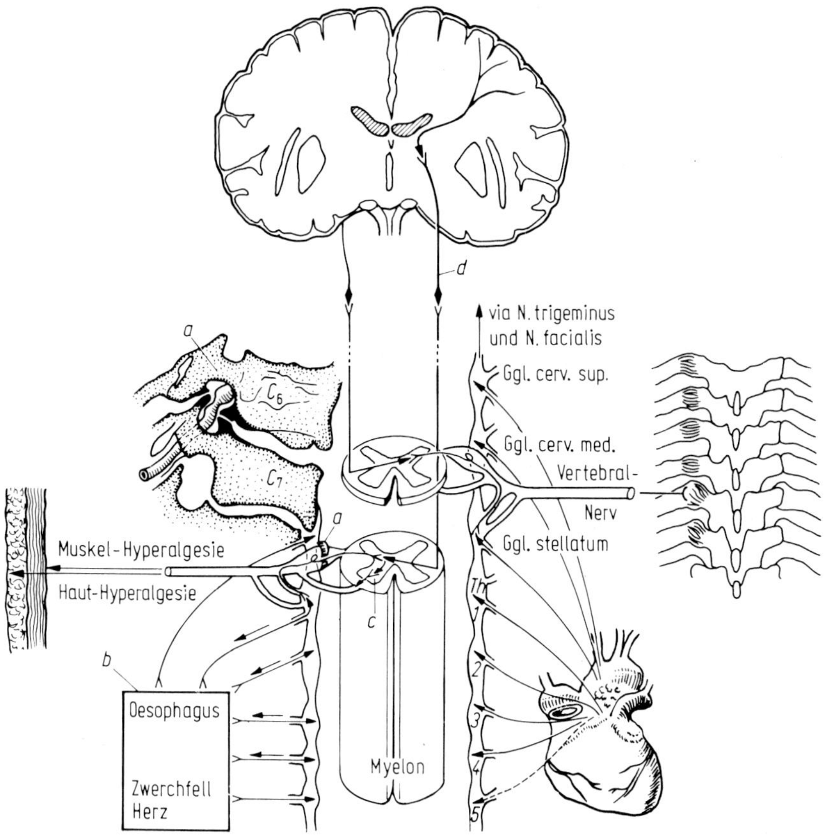

Abb. 5. Die nervös-reflektorischen Verbindungen von Wirbelsäule, Zentralnervensystem und inneren Organen. (Nach Kunert 1975)

ligen Störung. Eine sog. „stumme Blockierung" kann erst durch einen zusätzlichen Reiz aus dem mechanischen oder nervös-reflektorischen Regelkreis des Segments manifestiert werden.

Wir gehen davon aus, daß bei der manuellen Behandlung nicht nur die mechanische Funktion eines Gelenks wieder hergestellt, sondern auch die Ursache der Irritation von Propriorezeptoren und Nozizeptoren mit ihren reflektorischen Auswirkungen behoben wird.

3.2.3 Anwendung in der Praxis

Die Praxis ist nicht so einfach wie die Theorie. Die Reizantwort bei einer Wirbelbogengelenkblockierung ist segmental betont, aber nicht spezifisch segmentbezogen. Das hat verschiedene Gründe:

Die Gelenkkapsel eines jeden Wirbelbogengelenks wird von dorsalen Spinalnerven aus verschiedenen Segmenten (kranial, kaudal, aus gleicher Segmenthöhe) versorgt (Wyke 1979). Es bestehen zahlreiche Modulationsmöglichkeiten auf segmentaler und auf höherer Ebene des ZNS. Hinzu kommen Variationsmöglichkeiten des efferenten Reizverlaufs durch die Filae radiculariae und die Plexusbildung. So kann ein buntes Symptomenbild entstehen. Von Fall zu Fall verschieden kann z. B. bei einer Wirbelbogengelenkblockierung einmal die eine und einmal die andere aus dem gleichen Segment versorgte Muskelgruppe betroffen sein oder die Störung eines inneren Organs überwiegen. Sutter (1975) hat für verschiedene Segmente „spondylogene Störungsmuster" beschrieben.

Wir haben versucht, diese relativ komplizierten Vorgänge möglichst einfach und umfassend in Abb. 1 darzustellen, indem wir - vom Betrachter aus gesehen - in der linken Hälfte des oberen Kreises die somatoviszeralen bzw. viszerosomatischen Reflexe und in der rechten Hälfte die somatosomatischen Reflexe eingezeichnet haben.

Die *viszerosomatischen* bzw. die *somatoviszeralen* Reflexe verlaufen über das vegetative Nervensystem (Kunert 1975; Korr 1975) (Abb. 5), welche über die Rami communicantes mit dem spinalen Nervensystem verbunden sind. Sie erklären die möglichen Zusammenhänge der wechselseitigen Funktionsstörung zwischen Wirbelsäule und inneren Organen und damit eine ganze Reihe von **Krankheitsbildern** (s. S. 87).

Die Kenntnis der *somatosomatischen* Reflexe ist für unser **diagnostisches** und **therapeutisches Vorgehen** von größter Wichtigkeit. In der Praxis hat es sich bewährt, diese Reflexe in 2 Gruppen zu trennen, und zwar die, welche über den dorsalen Ast des Spinalnerven und jene, die über den ventralen Ast des Spinalnerven verlaufen.

Die vom dorsalen Ast des Spinalnerven versorgten Muskeln bilden die autochthone Eigenmuskulatur des Rückens. Verspannungen dieser Muskeln sind bei Blockierungen regelmäßig vorhanden, und zwar nach einer gewissen Gesetzmäßigkeit, welche die Richtung einer Blockierung anzeigt. Der Untersucher tastet Gewebsverhärtungen und Gewebsverquellungen, welche vom Patienten als druckschmerzhaft bezeichnet werden (s. S. 37).

Durch provozierende Bewegung der Wirbelbogengelenke können diese segmentalen Irritationspunkte verstärkt oder vermindert werden.

Der Ramus dorsalis der Spinalnerven versorgt aber nicht nur die autochthone Wirbelsäulenmuskulatur, sondern auch die Rückenhaut etwa eine Handbreit beiderseits der Wirbelsäule. Die betroffene Hautzone ist verdickt (Orangenhaut), hyperalgisch und stärker durchblutet. Dieser sog. Teststreifen kann mit Hilfe der Kibler-Hautfalte (Abb. 6), der Dermatomnadel, elektrischer Hautwiderstandsmessungen oder der Thermographie (Engel 1982) Hinweise auf eine Funktionsstörung im Segment, also auch auf eine Wirbelbogengelenkblockierung, geben.

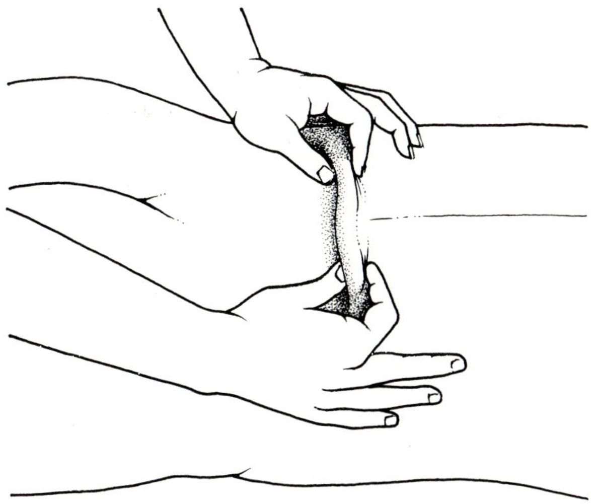

Abb. 6. Prüfung der Kiblerschen Hautfalte

Die über den Ramus dorsalis ausgelöste Gewebsreaktion bezeichnen wir als lokale segmentale Irritation. Sie ermöglicht es uns, auf direktem Wege eine Blockierung zu diagnostizieren.

Der ventrale Ast der Spinalnerven versorgt die ventrale Seitenrumpfmuskulatur, die oberflächliche Rückenmuskulatur und die Extremitätenmuskeln sowie die entsprechenden Hautzonen.

Die embryonalzeitliche Verschiebung dieser Muskulatur, verbunden mit der bekannten Plexusbildung der ventralen Äste der Spinalnerven und die schon erwähnten zahlreichen Modulationsmöglichkeiten einer Nozireaktion im ZNS, führen dazu, daß Zeichen einer segmentalen Irritation sehr variieren und oft weit von ihrem Entstehungsort, aber immer im gleichen Segment gefunden werden. Das Auffinden der segmentalen Funktionsstörung wird an den Extremitätengelenken durch die von Hansen u. Schliack (1962) beschriebenen Kennmuskeln erleichtert (Abb. 7). Wir finden in ihnen Verspannungen, Gelosen, Tendomyosen und gelegentlich Reflexabschwächungen, die auf eine Blockierung hinweisen können. Die entsprechenden Hautzonen sind hyperalgisch und verdickt (s. S. 54), z. B. Blockierungen C5/C6 können eine der Ursachen des „Tennisellbogens" sein.

Die vom ventralen Ast des Spinalnerven ausgelösten Störungen der peripheren Muskulatur bezeichnen wir als die periphere segmentale Irritation.

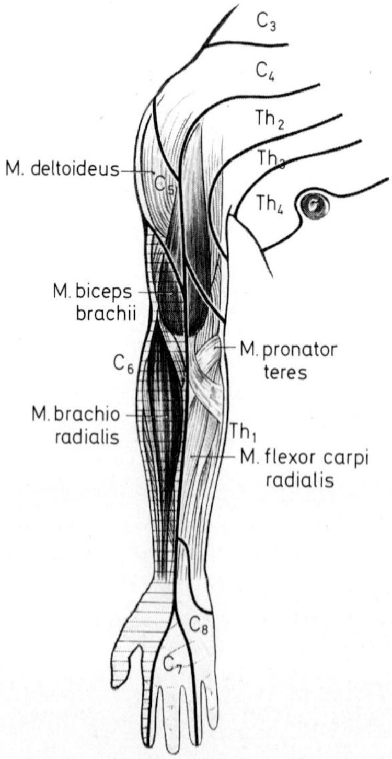

Abb. 7. Kennmuskel. C 6: Parese (aber nie vollständige Atrophie!) des M. biceps brachii und des M. brachioradialis. (Aus Hansen u. Schliack 1962)

Es ist wichtig, hervorzuheben, daß alle hier beschriebenen Wege reziprok möglich sind. Jeder der genannten Strukturen (Wirbelbogengelenk, Bandscheibe, Bandapparat, Muskulatur, Dermatom, Myotom, Gefäßsystem, inneres Organ oder ZNS) kann Sender oder Empfänger einer Störung sein. Die Manuelle Medizin hat sich von überwiegend mechanistischen Vorstellungen gelöst und denkt in Regelkreisen.

3.2.4 Klinische Zeichen einer Blockierung

Wenn wir diese Gedankengänge auf den Begriff der Blockierung anwenden, so sehen wir, daß diese 2 Arten von Störungen hervorruft:

1) Einschränkung der Gelenkbeweglichkeit (s. Abb. 1, unterer Kreis), s. auch S. 40;
2) Störung der nervös-reflektorischen Funktion (s. Abb. 1, oberer Kreis). Diese äußert sich in
   a) der lokalen segmentalen Irritation (autochthone Muskeln, Bindegewebe, Haut), s. auch S. 48;
   b) der peripheren segmentalen Irritation (periphere Muskeln, segmental zugeordnete Hautzonen), s. auch S. 54.

3.2.5 Kausale Genese einer Blockierung

Gleichzeitig erkennen wir aus der Abb. 1 zu unserem Denkmodell die Möglichkeit der kausalen Genese einer Blockierung. Sie kann verursacht werden:

1) direkt,
2) indirekt-mechanisch (unterer Kreis),
3) indirekt-nervös-reflektorisch (oberer Kreis),
4) durch Kombination der verschiedenen Ursachen.

Zu 1): Die Blockierung eines Gelenks kann direkte Folge einer einmaligen falschen Bewegung sein (Rückwärtsfahren mit dem Auto, Verfehlen einer Treppenstufe, einfache Sportverletzung). Ferner kann sie durch ein „Verheben ohne Muskelschutz", z. B. beim Anheben einer Last aus dem Kreuz heraus bei gleichzeitiger Drehung der Wirbelsäule oder ein „einfaches Verliegen", v. a. bei Bandschwachen und Kindern, entstehen.

Zu 2): Häufig ist die Wirbelbogengelenkblockierung Folge statischer Fehlbelastungen wie Wirbelasymmetrien, Bandscheibendegenerationen, Beckenanomalien, Beinlängendifferenz, Bewegungsstörungen der großen Gelenke, Fußdeformitäten. Aber auch muskulärer Störungen (Insuffizienz, Verkürzung, gestörter Bewegungsstereotyp) (s. auch S. 61), Bandinsuffizienz oder berufliche Überlastung.

Zu 3): Eine Gelenkblockierung kann aber auch durch Störungen im nervös-reflektorischen Regelkreis des Segments als Nozireaktion (Wolff 1983) auf eine primäre Störung im Myotom, Dermatom, der Psyche, im Gefäßsystem oder innerer Organe verursacht werden. Die Blockierung ist hier entweder Folge somatosomatischer Reflexe (muskuläre Störung) oder viszerosomatischer Reflexe (z. B. Blockierungen am thorakozervikalen Übergang oder Schultersteife nach Herzinfarkt).

Zu 4): Schließlich ist die Kombination der verschiedenen Ursachen als Summation nozizeptiver Afferenzen möglich.

Von der Bestimmung der Ursachen und damit auch des Stellenwerts (pathogenetische Aktualitätsdiagnose, Gutmann 1975b) einer Blockierung im Gesamtbild der Erkrankung des Achsenorgans bzw. des ganzen Organismus ist der Erfolg der Therapie abhängig.

4 Manuelle Diagnose

Allgemeine Untersuchung 4.1

↓

Allgemeine Manuelle Untersuchung 4.2
Oberflächenorientierung 4.2.1
Schichtweise Palpation 4.2.2

↓

Spezielle Manuelle Untersuchung 4.3, 4.6
Palpation der Gelenkbeweglichkeit 4.4.1-4.4.5
Ausmaß und Qualität 4.3.1.3
Physiologischer, anatomischer und pathologischer Anschlag, Endgefühl, Joint Play

Palpation der lokalen segmentalen Irritation 4.4.2.1-4.4.2.4
Provokation der segmentalen Irritationspunkte

Palpation der peripheren segmentalen Irritation 4.4.3

↓

Manuelle Diagnose:
Reversible Funktionsstörung mit
a) Bewegungseinschränkung (Blockierung) 3.1.1
b) vermehrter Beweglichkeit (Hypermobilität) 7.1

4.1 Allgemeine Untersuchung

Die manualmedizinische Diagnostik umfaßt alle Maßnahmen zur Erkennung von reversiblen Funktionsstörungen am Haltungs- und Bewegungsapparat. Grundlage sind die üblichen ärztlichen Untersuchungsverfahren, die der klinischen Gesamtbeurteilung des Patienten dienen. Die statische und dynamische Untersuchung des Haltungs- und Bewegungsapparats wird durch die manualmedizinische Diagnostik wesentlich verfeinert. Sie ermöglicht es, auch kleinste Störungen der Bewegungsfunktion in bezug auf Quantität und Qualität zu erkennen und reflektorische Reaktionen wie Konsistenzänderungen an Muskeln, Ligamenten, subkutanem Gewebe und der Haut zu ertasten.

Das eingehende Studium der Anatomie, der Bewegungsphysiologie (White u. Panjabi 1978) und Neurophysiologie (Wolff 1983; Wyke u. Polacek 1975; Korr

1975; Dvořák u. Dvořák 1983) vor jedem praktischen Kurs ist unabdingbare Voraussetzung für dessen Erfolg. Außerdem empfiehlt sich das Studium des Buchs „Programmierte Untersuchung des Bewegungsapparates" von Frisch (1987).

4.2 Allgemeine manuelle Untersuchung

4.2.1 Oberflächenorientierung

Voraussetzung für eine exakte Befundbeschreibung, die Beurteilung des Behandlungserfolgs und die Vergleichbarkeit der eigenen Arbeit mit der anderer Untersucher ist eine exakte Orientierung an der Körperoberfläche. Hierzu sind eine Reihe von Orientierungspunkten an Extremitäten und Wirbelsäule festgelegt worden.

4.2.1.1 Extremitäten

Relativ einfach ist es, Orientierungspunkte an den Extremitäten aufzusuchen. Am Schultergürtel werden die folgenden Orientierungspunkte ertastet (Abb. 8):

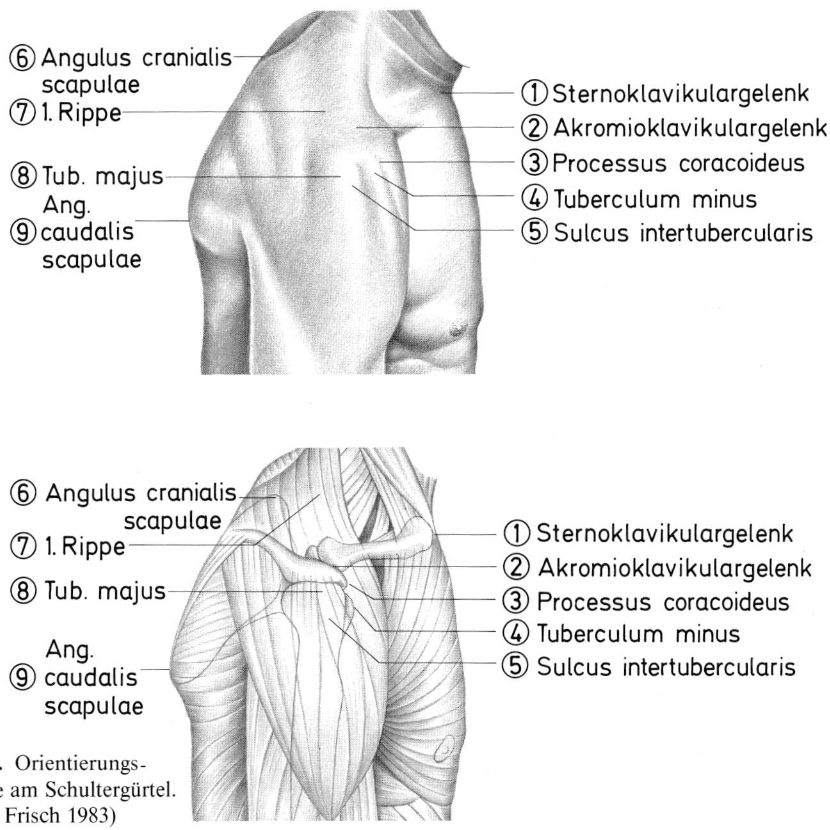

Abb. 8. Orientierungspunkte am Schultergürtel. (Nach Frisch 1983)

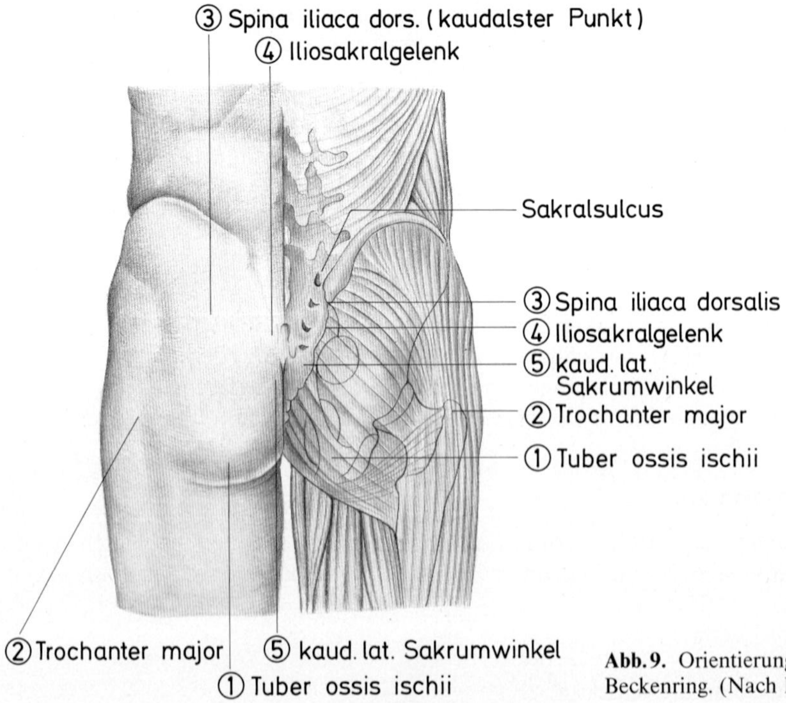

Abb. 9. Orientierungspunkte am Beckenring. (Nach Frisch 1983)

Sternoklavikulargelenk, Akromioklavikulargelenk, Processus coracoideus, Tuberculum minus et majus humeri, Sulcus intertubercularis, Angulus cranialis et caudalis scapulae, Gelenk der 1. Rippe.

Am Beckenring werden ertastet (Abb. 9):

Tuber ossis ischii, Trochanter major, Spina iliaca dorsalis, Iliosakralgelenk, kaudaler lateraler Sakrumwinkel.

4.2.1.2 Wirbelsäule

Etwas schwieriger ist das Aufsuchen der Orientierungspunkte an Hals-, Brust- und Lendenwirbelsäule.

4.2.1.3 Orientierungspunkte an der Halswirbelsäule (Abb. 10)

C 1: Die Querfortsätze des Atlas werden zwischen aufsteigendem Kieferast und Processus mastoideus getastet (s. auch Abb. 26).

C 2: Oberster tastbarer Dornfortsatz der Halswirbelsäule.

C 5: Erster prominenter Dornfortsatz nach der Halslordose, sobald der tastende Finger von kranial nach kaudal gleitet.

C 7: Erkennt man daran, daß sich der Dorn C 6 beim Überstrecken der Halswirbelsäule nach ventral zurückzieht (bei ungestörter Funktion).
Varianten nach Sell.
a) Vom Dornfortsatz C 5, dem ersten tastbaren Dornfortsatz der unteren Halswirbelsäule, tasten wir 2 Dornfortsätze nach kaudal.

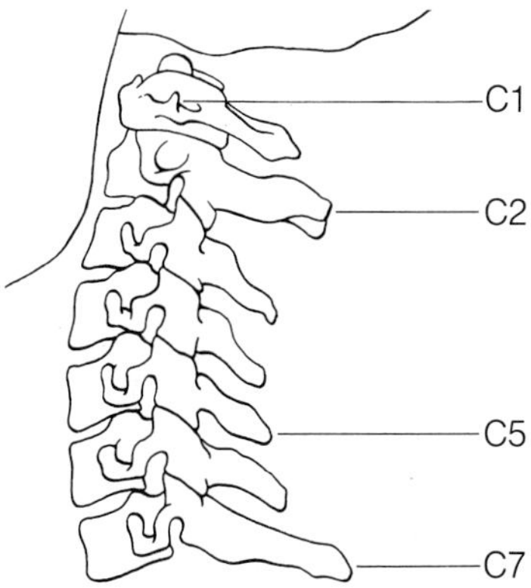

Abb. 10. Orientierungspunkte an der HWS

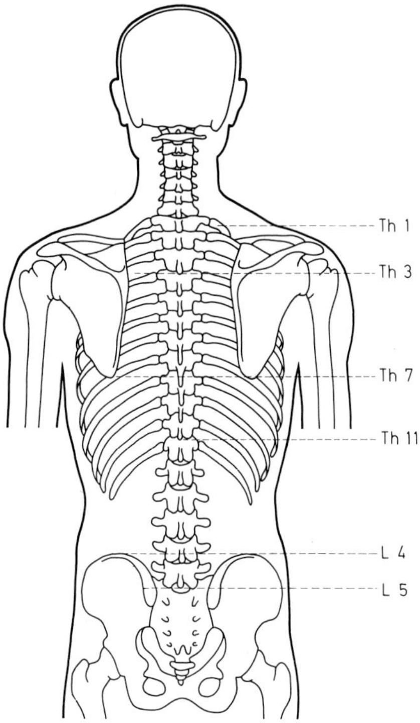

Abb. 11. Grobe Höhenorientierung an der Wirbelsäule (s. Text)

b) Mit den Fingerkuppen beider Mittelfinger suchen wir rechts und links den Spalt zwischen dem Gelenkfortsatz von Th 1 und der oberen Rippe auf. Beide Daumen werden auf dem Rücken in gleiche Höhe gebracht, was man durch einen Blick von der Seite kontrollieren kann. Auf der Verbindungslinie der beiden Daumenkuppen liegt der Dornfortsatz von C 7. Die Spitze des Dornfortsatzes wird mit dem senkrecht darauf gehaltenen Nagel des Fingers und mit einem Fettstift V-förmig markiert.

In der Praxis ist es manchmal schwierig, C 7 exakt zu bestimmen (er ist nicht immer der „Prominenz"). Deshalb muß man gelegentlich die eine durch die andere Bestimmungsmethode überprüfen.

4.2.1.4 Orientierungspunkte an Brust- und Lendenwirbelsäule (Abb. 11)

Groborientierend:

Th 1: Die kaudalste Spitze des Dornfortsatzes Th 1 wird erreicht, wenn in Gedanken ein Pfeil durch das Sternoklavikulargelenk geschossen wird (Sell).
Th 3: Höhe Schulterblattgräte bei herabhängendem Arm.
Th 7: Unterer Schulterblattwinkel.
Th 11: Achse des kaudalsten Rippenpaares nach medial verlängert.
L 4 : Etwa Beckenkammhöhe (abhängig vom Grad der Lordose).
L 5 : Mitte der Spina iliaca posterior superior.

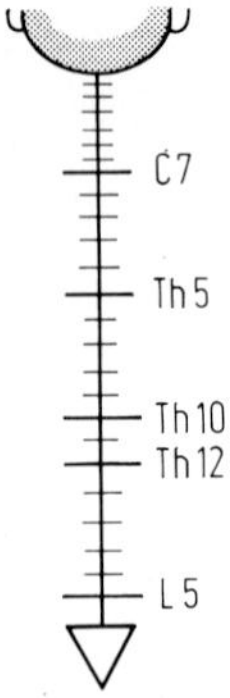

Abb. 12. Höhenorientierung an der Wirbelsäule nach Sell (Dokumentationsschema)

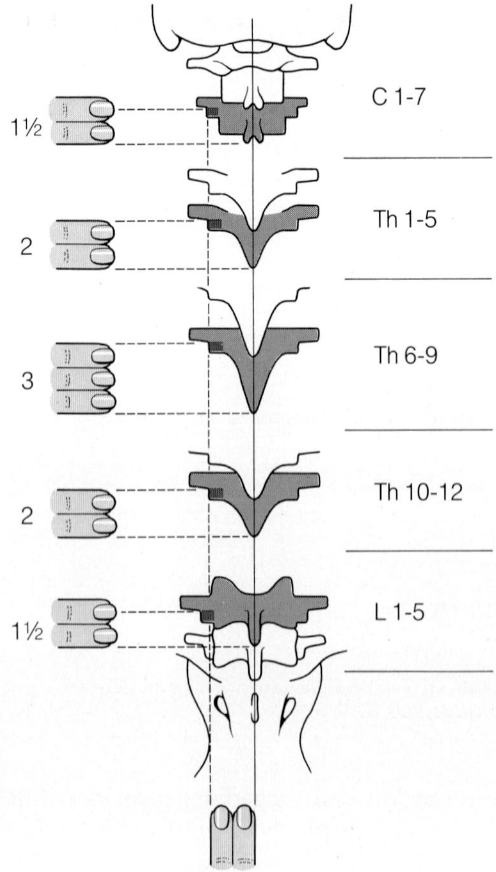

Abb. 13. Die Abstände zwischen den Wirbelbogengelenken und dem kaudalsten Punkt der Dornfortsatzspitze des gleichen Wirbels in den verschiedenen Wirbelsäulenabschnitten. (Zeichnung nach M. Forte)

Zur genaueren Orientierung beschrieb Sell eine Reihe von Punkten, die er aus didaktischen Gründen Bahnhöfe nannte (Abb. 12).

Sell sucht zunächst den Dornfortsatz C 7 auf. Durch Abzählen an den Dornfortsätzen erreicht er Th 5, Th 10 und Th 12, die an ihrem kaudalsten Punkt markiert werden. Er wählte diese Wirbel wegen des unterschiedlichen Abstands vom kaudalsten Punkt des Dornfortsatzes zum zugehörigen Wirbelgelenk.

Der kaudalste Punkt des Dornfortsatzes L 5 wird durch Ziehen einer Waagerechten über die Mitte der Spina iliaca posterior superior ermittelt und ebenfalls markiert. Das ganze Oval der Spina iliaca posterior superior wird umzeichnet und exakt in der Mitte horizontal geteilt. Von den so markierten „Bahnhöfen" C 7, Th 5, Th 10, Th 12 und L 5 „fährt der Untersucher ab" und zählt die einzelnen Segmente weiter. Eine rasche Höhenorientierung an der Wirbelsäule ist somit gewährleistet.

Von größter Wichtigkeit für Diagnose und Therapie ist die Messung des Abstands vom kaudalen Ende des Dornfortsatzes zum dazugehörigen Wirbelgelenk. Er ändert sich in den verschiedenen Wirbelsäulenabschnitten. Sell empfiehlt die Messung nach Querfingern (Abb. 13).

Es hat sich bewährt, die Orientierungspunkte nicht nur in das Krankenblatt einzutragen, sondern auch unmittelbar bei der Untersuchung auf der Haut des Patienten mit einem Fettstift anzuzeichnen.

4.2.2 Schichtweise Palpation

Nach der Orientierung an der Oberfläche dringt die untersuchende Hand in die Tiefe. Eine spezielle Entwicklung und Schulung der Sinnesorgane ist Voraussetzung (Beal 1967).

Der angehende Manualmediziner muß lernen:
- die normalen Gewebsstrukturen schichtweise zu durchtasten und zu beurteilen: Haut, Faszie, Muskel, Knochen. Eine gute Handpflege ist Voraussetzung. Mit Hornschwielen an den Fingern (Heimwerker) können keine Feinbefunde erhoben werden;
- Veränderungen in Gewebsstrukturen zu ertasten;
- Stellungsasymmetrien sowohl mit dem Auge als auch mit dem Tastsinn zu erfassen;
- Unterschiede in Qualität, Ausmaß und Endgefühl der Gelenkbewegung zu erkennen;
- ein „Raumgefühl" zu entwickeln. Eine Hand des Arztes ruht beurteilend über dem zu untersuchenden Körperabschnitt (z. B. Wirbelsegment), die andere Hand bewegt den Patienten dreidimensional im Raum. Über beide Hände kommt ein Informationsfluß zum Untersucher, der vorurteilslos verarbeitet und in Form einer Behandlung zum Patienten zurückgegeben wird. Arzt und Patient werden zu einer funktionellen Einheit;
- Veränderungen an den Palpationsbefunden (z. B. nach einer Behandlung) zu entdecken.

Bei der Untersuchung müssen Arzt und Patient eine entspannte und bequeme Stellung einnehmen. Der Arzt muß sich auf die Palpation anhaltend konzentrieren, damit die Übertragung der erfühlten Impulse nicht gestört wird.

Die folgende *Übung* wurde von Greenman (pers. Mitteilung) erarbeitet. Sie hat sich zum Erlernen palpatorischer Fähigkeiten für die Beurteilung und schichtweise Durchtastung von Gewebsschichten und zur Prüfung der Gelenkbewegungen am Haltungs- und Bewegungsapparat bewährt:

Zwei Personen sitzen einander gegenüber und legen ihre Unterarme auf einen Tisch. Die rechte Hand der jeweiligen Person ist die untersuchende, der linke Arm des Partners der Untersuchungsgegenstand. Zu Beginn legen wir den Unterarm proniert auf den Tisch; jeder legt nun seine ganze rechte Hand (Handfläche und Finger) auf den Unterarm des Gegenübers, gerade unterhalb des Ellenbogens.

1) Die rechte Hand nimmt langsam Kontakt mit der Haut auf. Die Hand des Untersuchers ist bewegungslos. Der Untersucher denkt: „Haut". Wie dick, warm, kalt, rauh oder weich ist sie? Der linke Arm wird nun supiniert, die rechte Hand des Untersuchers liegt in der gleichen Weise auf der volaren Oberfläche des Unterarms. Er analysiert die Haut und vergleicht dorsale und volare Seite des Unterarms. Wo ist die Haut dicker? Wo ist sie weicher? Wo

ist sie wärmer? Es ist interessant, festzustellen, daß es möglich ist, deutliche Unterschiede zwischen beiden Hautarealen zu erkennen – wenn man sich auf die Haut allein konzentriert.

2) Die rechte Hand wird nun etwas fester auf die Haut gelegt und leicht longitudinal und horizontal hin und her bewegt, um das subkutane Gewebe zu beurteilen. Wir konzentrieren uns auf die zweite Schicht, die Subkutis. Wie locker oder fest ist sie? In welcher Richtung bewegt sich die Haut am leichtesten? Wie dick ist die Schicht? In dieser Gewebsschicht werden viele Befunde im Zusammenhang mit Blockierungen erhoben. Wir nehmen unsere Armbanduhr ab und fühlen eine etwas derbere Konsistenz und Verdickung des Gewebes neben dem Hautareal über dem das Uhrarmband gelegen hat. Ein ähnlicher Gewebsbefund ist im Bereich einer Blockierung tastbar.
3) Im subkutanen Gewebe wird der Verlauf von Arterien, Venen und Nerven ertastet. Wir palpieren diese Strukturen, erkennen und beschreiben sie.
4) Wir erhöhen langsam den Druck, bis wir in die tiefe Faszie, welche die unter ihr liegenden Strukturen umhüllt, fühlen. Denke: „tiefe Faszie". Sie kann als weich, fest und fortlaufend beschrieben werden. Während wir die Schicht der tiefen Faszie palpieren, bewegen wir die Hand sanft horizontal über den Unterarm und erkennen Verdickungen der Faszie, welche Septen bilden, die sich primär zwischen Muskelbündeln befinden. Die Fertigkeit, diese Muskelsepten zu erkennen, hilft uns nicht nur einen Muskel vom anderen zu unterscheiden, sondern sie dient auch dazu, zwischen den Muskeln in die tieferliegenden Strukturen zu gelangen.
5) Bei der Palpation durch die tiefe Faszie konzentrieren wir uns auf den darunterliegenden Muskel. Durch Konzentration werden wir in die Lage versetzt, einzelne Muskelfasern und ihre Verlaufsrichtungen zu erkennen. Während der Muskel getastet wird, öffnen und schließen beide Partner langsam ihre linke Hand und spannen die Unterarmmuskeln an. Die rechte Hand palpiert den kontrahierenden und den entspannenden Muskel. Als nächstes formen wir so kräftig wie möglich eine Faust und palpieren nun die Muskelaktivität. Was wir jetzt palpieren ist „hypertonische" Muskulatur. Wir fühlen einen Gewebsbefund ähnlich wie er bei einer Blockierung auf muskulärer Ebene tastbar ist.
6) Wir gehen nun in der Muskelschicht langsam nach distal den Unterarm hinunter, bis wir eine Gewebsveränderung fühlen und keine Muskelfasern mehr tasten. Wir befinden uns jetzt am Muskelsehnenübergang, einer Stelle, an der ein Muskel am meisten verletzungsgefährdet ist.
7) Wir bewegen uns weiter nach distal zum Handgelenk über den Muskelsehnenübergang hinaus und palpieren eine weiche, runde, glatte Struktur, eine Sehne. Wir bemerken den Übergang von Muskel und Muskel-Sehnen-Verbindung zur Sehne.
8) Unsere palpierende Hand wandert in der gleichen Schicht weiter nach distal und ertastet eine Struktur, welche die Sehnen am Handgelenk zusammenhält. Palpiere diese Struktur. Es ist das Ligamentum transversum carpi. Was sind seine Charakteristiken? Welchen Verlauf haben seine Fasern? Wie dick ist es? Wie fest ist es? Die Ligamente im übrigen Körper fühlen sich ähnlich wie diese an.
9) Nun kehren wir mit unserer palpierenden rechten Hand zum Ellenbogen

zurück und legen unsere Mittelfinger in ein Grübchen des Ellenbogens auf der dorsalen Seite und den Daumen gegenüber auf die volare Seite, um das Radiusköpfchen zu ertasten. Wir bleiben am Knochen und denken: „Knochen". Wie fest ist er? Wie ist seine Oberfläche? Wie reagiert er auf Druck?

10) Jetzt bewegen wir unseren palpierenden Daumen und Zeigefinger nach proximal, bis wir in den Gelenkspalt fallen. Unter unseren palpierenden Fingern befindet sich eine Gewebsstruktur, welche wir normalerweise nicht fühlen sollten, die Gelenkkapsel. Wir können Gelenkkapseln nur dann fühlen, wenn sie pathologisch verändert sind, und das sind sie i. allg. bei der Blockierung nicht. Einige Kollegen vertreten die Auffassung, daß eine palpable Gelenkkapsel (mit begrenzter Ausnahme am Kniegelenk) auf eine Kontraindikation für eine manuelle Therapie hinweist.
11) Daumen und Zeigefinger ruhen über dem Gelenkspalt. Der linke Unterarm wird langsam aktiv proniert und supiniert, wir fühlen einen Anschlag, die physiologische Barriere, Begrenzung des aktiven Bewegungsausschlags. Die gleiche Bewegung wird (jetzt kann nicht mehr wechselseitig, sondern es muß nacheinander untersucht werden) passiv wiederholt. Wir fühlen die anatomische Barriere - die Begrenzung der passiven Beweglichkeit. Diese Bewegungsprüfung dient der Schulung des „Endgefühls" (s. S. 30).

Es sei noch auf die 3 häufigsten Fehler bei der Palpation hingewiesen: Mangel an Konzentration, zuviel Druck, zuviel Bewegung.

Wir haben also die Haut, das Unterhautgewebe, Blutgefäße, Nerven, Faszien, Muskeln, Muskel-Sehnen-Übergänge, Sehnen, Bänder, Knochen, Gelenkspalt, physiologische und anatomische Barriere gefühlt.

Die gleichen Strukturen, die wir jetzt am Unterarm als Modell getastet haben, finden wir am ganzen Körper. Klagt z. B. ein Patient über Schmerzen zwischen Schulterblatt und oberer Brustwirbelsäule, so können wir mit der schichtweisen Palpation feststellen, ob es sich z. B. um eine Bindegewebsverquellung der Haut, eine Myelogelose im M. trapezius, eine Tendinose des M. levator scapulae, eine lokale Verspannung der autochthonen Muskulatur bei Blockierung von Wirbel- oder Rippengelenk oder einen Knochenprozeß handelt.

Die schichtweise Durchtastung der verschiedenen Gewebe ist eine unabdingbare Voraussetzung für eine exakte manuelle Diagnostik an Wirbelsäule und Extremitäten. Übung und Erfahrung kann unsere Fähigkeit zur strukturellen Diagnostik verbessern.

4.3 Spezielle manuelle Untersuchung

4.3.1 Biomechanische Voraussetzungen

4.3.1.1 Gelenkbewegung

Voraussetzung für eine exakte Diagnosestellung und gezielte Behandlung ist eine eingehende Kenntnis der Gelenkmechanik.

Jeder Wirbel kann um 3 Achsen in 3 Ebenen bewegt werden:
Es gibt 3 anguläre Bewegungen
- Flexion - Extension,
- Rotation rechts - links,
- Seitneigung rechts - links

und 3 translatorische Bewegungen (tangential zu den Gelenkflächen, Prüfung des Gelenkspiels)
- ventral - dorsal,
- lateral rechts - links,
- kranial - kaudal (Abb. 14).

Nomenklatorisch hat man sich darauf geeinigt, die Bewegung des kranialen Wirbels in Relation zum kaudalen zu beschreiben.

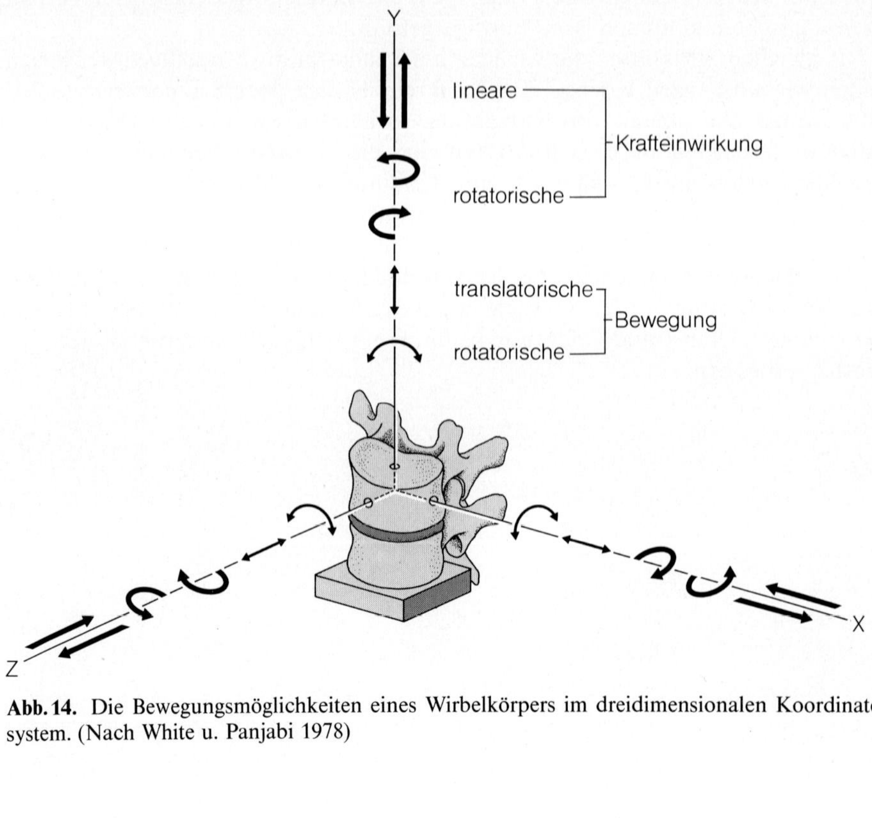

Abb. 14. Die Bewegungsmöglichkeiten eines Wirbelkörpers im dreidimensionalen Koordinatensystem. (Nach White u. Panjabi 1978)

4.3.1.2 Ausmaß und Richtung der Gelenkbewegung

Ausmaß und Richtung einer Bewegung sind von Gelenk zu Gelenk verschieden. Das Ausmaß der Bewegung an der Wirbelsäule wird - bei entspannter Muskulatur - von Bandscheibe und Kapsel-Band-Apparat bestimmt. White u. Panjabi (1978) haben folgende Tabelle zusammengestellt (Tabelle 1):

Tabelle 1. Die Bewegungsausmaße in den Segmenten C2-S1

Bewegungssegment	Flexion/Extension (Rotation um die x-Achse)		Seitneigung (Rotation um die z-Achse)		Axiale Rotation (Rotation um die y-Achse)	
	Grenzwert [Grad]	airthmetischer Mittelwert [Grad]	Grenzwert [Grad]	arithmetischer Mittelwert [Grad]	Grenzwert [Grad]	arithmetischer Mittelwert [Grad]
C2-C3	5-23	8	11-20	10	6-28	9
C3-C4	7-38	13	9-15	11	10-28	11
C4-C5	8-39	12	0-16	11	10-26	12
C5-C6	4-34	17	0-16	8	8-34	10
C6-C7	1-29	16	0-17	7	6-15	9
C7-Th1	4-17	9	0-17	4	5-13	8
Th1-Th2	3-5	4	5	6	14	9
Th2-Th3	3-5	4	5-7	6	4-12	8
Th3-Th4	2-5	4	3-7	6	5-11	8
Th4-Th5	2-5	4	5-6	6	4-11	8
Th5-Th6	3-5	4	5-6	6	5-11	8
Th6-Th7	2-7	5	6	6	4-11	8
Th7-Th8	3-8	6	3-8	6	4-11	8
Th8-Th9	3-8	6	4-7	6	6-7	7
Th9-Th10	3-8	6	4-7	6	3-5	4
Th10-Th11	4-14	9	3-10	7	2-3	2
Th11-Th12	6-20	12	4-13	9	2-3	2
Th12-L1	6-20	12	5-10	8	2-3	2
L1-L2	9-16	12	3-8	6	1-3	2
L2-L3	11-18	14	3-9	6	1-3	2
L3-L4	12-18	15	5-10	8	1-3	2
L5-S1	14-21	17	5-7	6	1-3	2

Eine Sonderstellung nehmen die Kopfgelenke ein. Die Hauptbewegung in Segment C0/1 findet um die transversale Achse statt, mit 10° Flexion und 25° Extension. Seitneigung und Rotation sind als ein leichtes Federn fühlbar. Die Hauptbewegung im Segment C1/2 ist die Rotation, sie beträgt 25° nach jeder Seite (Abb. 15a, b).

Die Richtung der Bewegung eines Wirbelbogengelenks wird durch Form und Stellung der Gelenkfortsätze bestimmt. Sie ist in jedem Wirbelsäulenabschnitt eine andere, wie Abb. 16 zeigt.

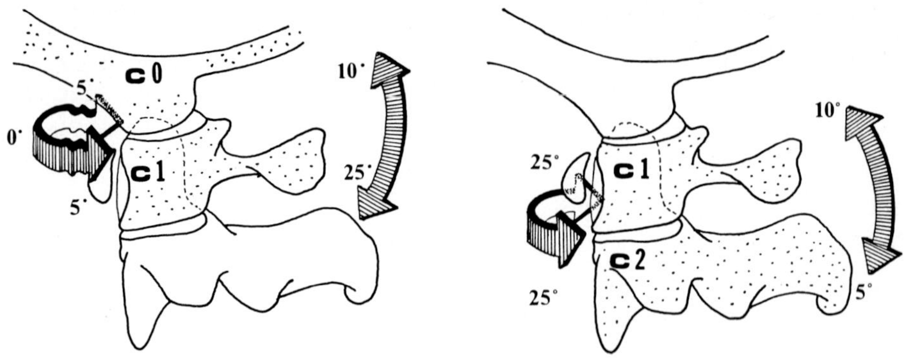

Abb. 15 a, b. Bewegungsausmaße in den Segmenten C0–C2. (Nach Kapandji 1970)

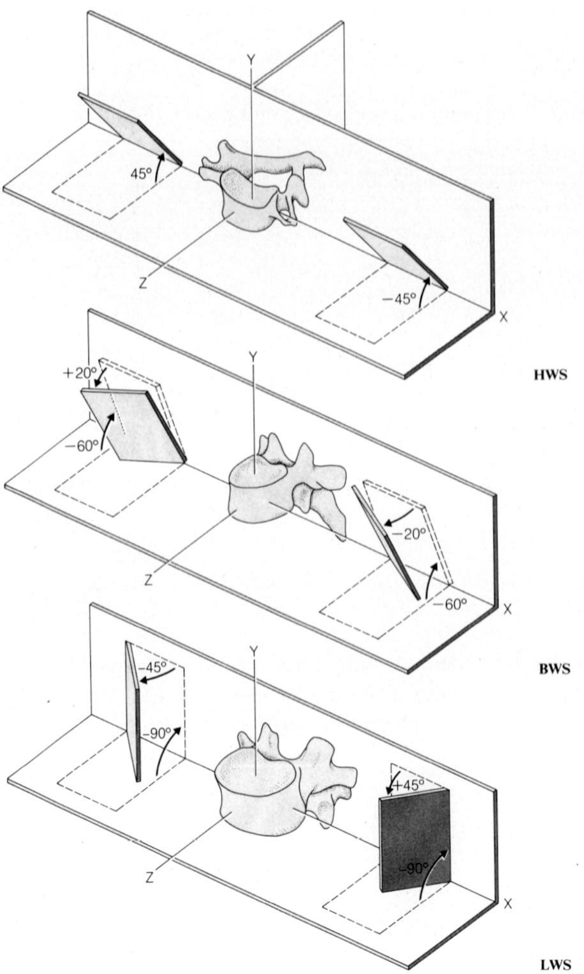

Abb. 16. Die unterschiedlichen Bewegungsebenen in Hals-, Brust- und Lendenwirbelsäule. (Nach White u. Panjabi 1978)

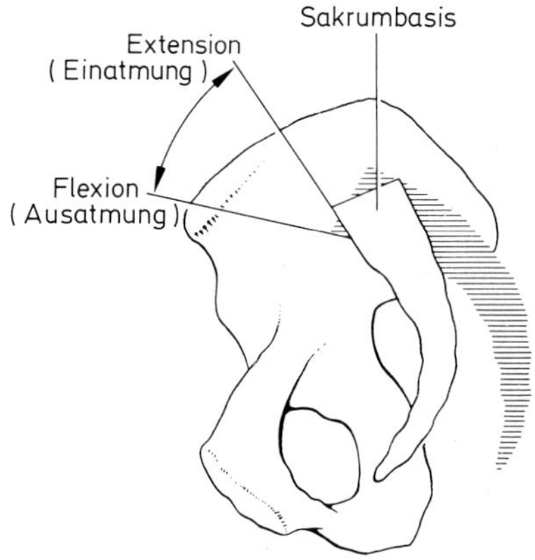

Abb. 17. Die Nutationsbewegung des Sakrums

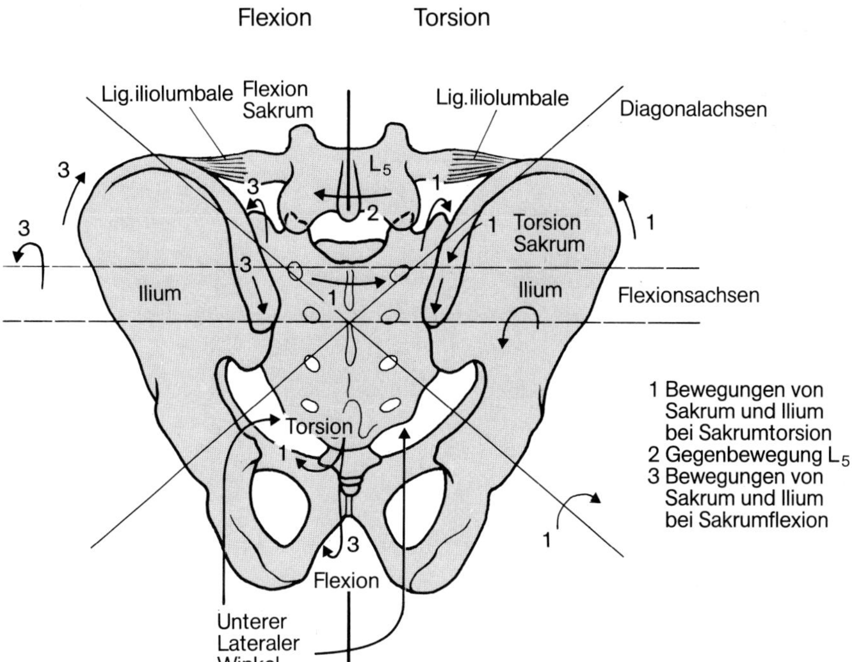

Abb. 18. Die Bewegungen von Sakrum, Ilium und L5 beim Gehakt. (Nach Frisch 1983)

Ein aktives Bewegen der Kreuzdarmbeingelenke ist nicht möglich. Beim Beugen der Lendenwirbelsäule nach vorn macht das Kreuzbein eine Nickbewegung, welche „Nutation" genannt wird. Es gleitet in Höhe von S1 nach ventral und in Höhe von S3 nach dorsal (Abb. 17).

Komplexer ist die Bewegung beim Gehakt (Abb. 18). Ist das Standbein links, so gleitet das linke Darmbein nach dorsal, und das Kreuzbein rotiert um die rechte diagonale Achse (gedacht vom rechten oberen Winkel der Kreuzbeinbasis zum linken unteren Sakrumwinkel). Hierbei bewegt sich das Kreuzbein links in Höhe seiner Basis nach ventral-kaudal und mit seinem rechten unteren Sakrumwinkel nach dorsal. Auf der rechten, der Spielbeinseite, ist das Ilium nach ventral rotiert, während das Bein nach hinten schwingt.

Dieser Vorgang kehrt sich um, wenn das Spielbein nach vorn geführt wird und mit der Ferse den Boden berührt. Das rechte Bein ist jetzt das Standbein. Das rechte Ilium schwingt nun nach dorsal und das Sakrum rotiert um seine linke diagonale Achse (Sell hat diese Bewegung als Ventralisatio et caudalisatio per rotationem beschrieben). Das linke Ilium rotiert nach ventral. Jede der hier beschriebenen Bewegungen kann blockieren. Am häufigsten sind die Blockierungen in einer der Phasen des Gehzyklus, seltener die Blockierungen, die beim Bücken auftreten. Darüber hinaus gibt es Blockierungen, welche nicht den physiologischen Bewegungsrichtungen folgen (z. B. Verschiebung einer ganzen Beckenhälfte nach kranial oder kaudal), diese sind immer durch ein Trauma verursacht (s. S. 98).

An den *Extremitäten* variieren Ausmaß und Richtung der Bewegung von Gelenk zu Gelenk sehr stark. Es gibt 1-, 2- und 3achsige Gelenke.

Die Kenntnis von Funktion, Form und Aufbau eines jeden einzelnen Extremitätengelenks ist die Grundlage für Diagnose und Behandlung. Eine Beschreibung der einzelnen Gelenke würde den Rahmen dieser kurzen Einführung sprengen. Es sei auf die einschlägige Literatur (Kaltenborn 1976; Sachse 1977; Frisch 1987; Bischoff 1988) verwiesen.

4.3.1.3 Ausmaß und Qualität der Gelenkbewegung

Physiologischer, anatomischer und pathologischer Anschlag

Jeder aktive Bewegungsausschlag in einem Gelenk kann willkürlich an eine Grenze gebracht und dann passiv, etwa durch einen Untersucher, über diese hinaus gegen einen zunehmenden Widerstand an einen weiteren festen Anschlag geführt werden. Wir bezeichnen den Endpunkt der aktiven Bewegung als physiologischen Anschlag, den Endpunkt der passiven Bewegung als anatomischen Anschlag. Die Bewegung zwischen dem physiologischen und dem anatomischen Anschlag wird durch die Dehnung oder die Elastizität der Weichteile des Gelenks ermögicht. Der physiologische Anschlag „federt". Kimberly (1979) hat diese Bewegungsabläufe einer Ebene des Gelenks auf folgende Weise dargestellt (Abb. 19):

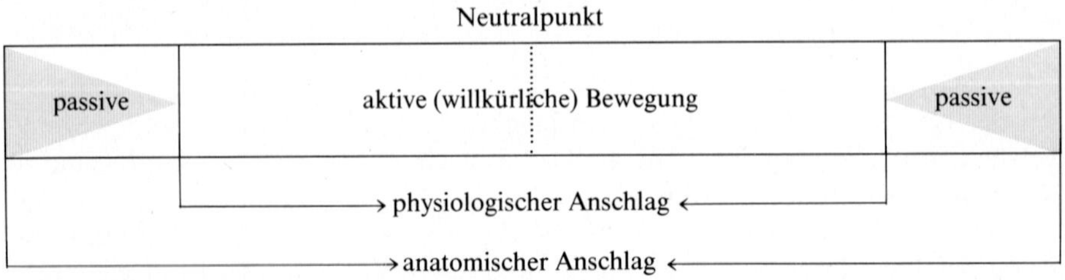

Abb. 19. Physiologischer und anatomischer Anschlag

Ein Gelenk, dessen Funktion gestört ist, leidet an einem Bewegungsverlust. Es ist dann noch ein weiterer, pathologischer Anschlag vorhanden, welcher die aktive und/oder passive Bewegung behindert. Der pathologische Anschlag „federt" nicht.

Diese Bewegungssperre kann verschiedene Ursachen haben, u.a. eine Blockierung. Die Blockierung kann sich an jeder Stelle der physiologischen Bewegungsbahn eines Gelenks befinden.

Ein Patient mit einer Blockierung an der Halswirbelsäule, in bezug auf die Rotation nach rechts, hält seinen Kopf nach links gedreht und kann ihn nicht bis zur Mittellinie nach rechts drehen. Es handelt sich i.allg. um akute, frische und plötzlich aufgetretene Blockierungen. Sie werden nach Kimberly wie folgt dargestellt (Abb. 20):

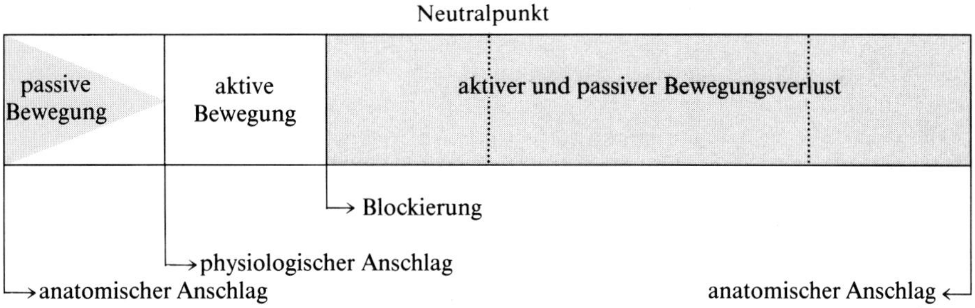

Abb. 20. Pathologischer Anschlag bei einer akuten Blockierung

Ein leichter Bewegungsverlust, wie er bei chronischen Blockierungen gefunden wird und bei dem weniger als die Hälfte des aktiven Bewegungsausmaßes verloren gegangen ist, wird wie folgt dargestellt (Abb. 21):

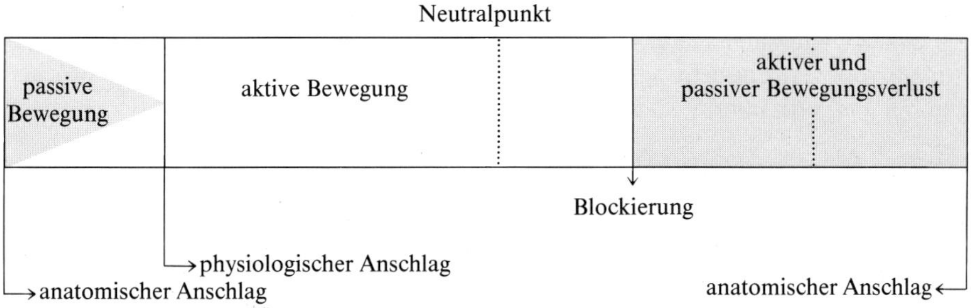

Abb. 21. Pathologischer Anschlag bei einer chronischen Blockierung

Es sei betont, daß diese Bewegungsdiagramme nur eine einzige Bewegungsebene darstellen, um z. B. den Bewegungsverlust in einem Fingergelenk zu charakterisieren.

Die Abb. 22 zeigt die Anwendung auf die 3 Hauptbewegungsebenen eines Wirbelsäulensegments.

Die Darstellungen nach Kimberly sind eine gute didaktische Hilfe für das Verständnis des Vorgehens bei einer manuellen Prüfung der Gelenkbeweglichkeit.

Endgefühl

Ein weiteres wichtiges Element der manuellen Diagnostik ist das Ertasten des „Endgefühls" (Cyriax 1969).

Bereits bei der allgemeinen Gelenkuntersuchung werden verschiedene Anschlagsqualitäten gefühlt. So entsteht ein weich-elastischer muskulärer Anschlag bei Ellenbogenbeugung, ein fest-elastischer ligamentärer Anschlag bei Pro- und Supination des Unterarms im Radio-Ulnargelenk und ein hart-elastischer kartilaginär-ossärer Anschlag bei Ellenbogenstreckung.

Bei der manuellen Untersuchung prüfen wir die Qualität des Anschlags bei der angulären und der translatorischen Bewegung des Gelenks. Bei beiden tasten wir normalerweise am Ende der physiologischen Bewegung einen weichen Anschlag, der bis zum anatomischen Anschlag passiv noch etwas weiter gefedert werden kann (Abb. 19).

Beim pathologischen Endgefühl tastet man einen festen Stop bereits im physiologischen Bewegungsraum, der nicht weiter gefedert werden kann (Abb. 20 und 21).

Dieser Stop kann je nach Ursache von unterschiedlicher Qualität sein. Er ist hart bei Knochenveränderungen, z. B. nach Verletzungen, hart-elastisch bei Narbengewebe und fest-elastisch bei verspanntem Muskelgewebe und Blockierungen. Bei Blockierungen wird durch die manuelle Therapie das Endgefühl normalisiert.

Kaltenborn (1976) weist darauf hin, daß gelegentlich ein „leeres", also kein Endgefühl getastet werden kann. Dieses geschieht, wenn ein Patient die Bewegung bis zum eigentlichen Gelenkstop nicht zuläßt, was bei starken Schmerzen, etwa infolge von Verletzungen oder Entzündungen, aber auch bei psychischen Störungen der Fall sein kann.

Gelenkspiel

An den Gelenken gibt es keine ideal planen Ebenen, kreis- oder kugelförmige Oberflächen, an denen man das Musterbeispiel einer Bewegung von 2 Körpern gegeneinander darstellen kann. Wir gehen deshalb von der allgemeinen Mechanik aus und betrachten 2 Festkörper, die sich mit ihren Oberflächen gegeneinander bewegen.

Es gibt folgende Bewegungsmöglichkeiten:
a) das Gleiten,
b) das Rollen,
c) die Kombination von Rollen und Gleiten = Rollgleiten.

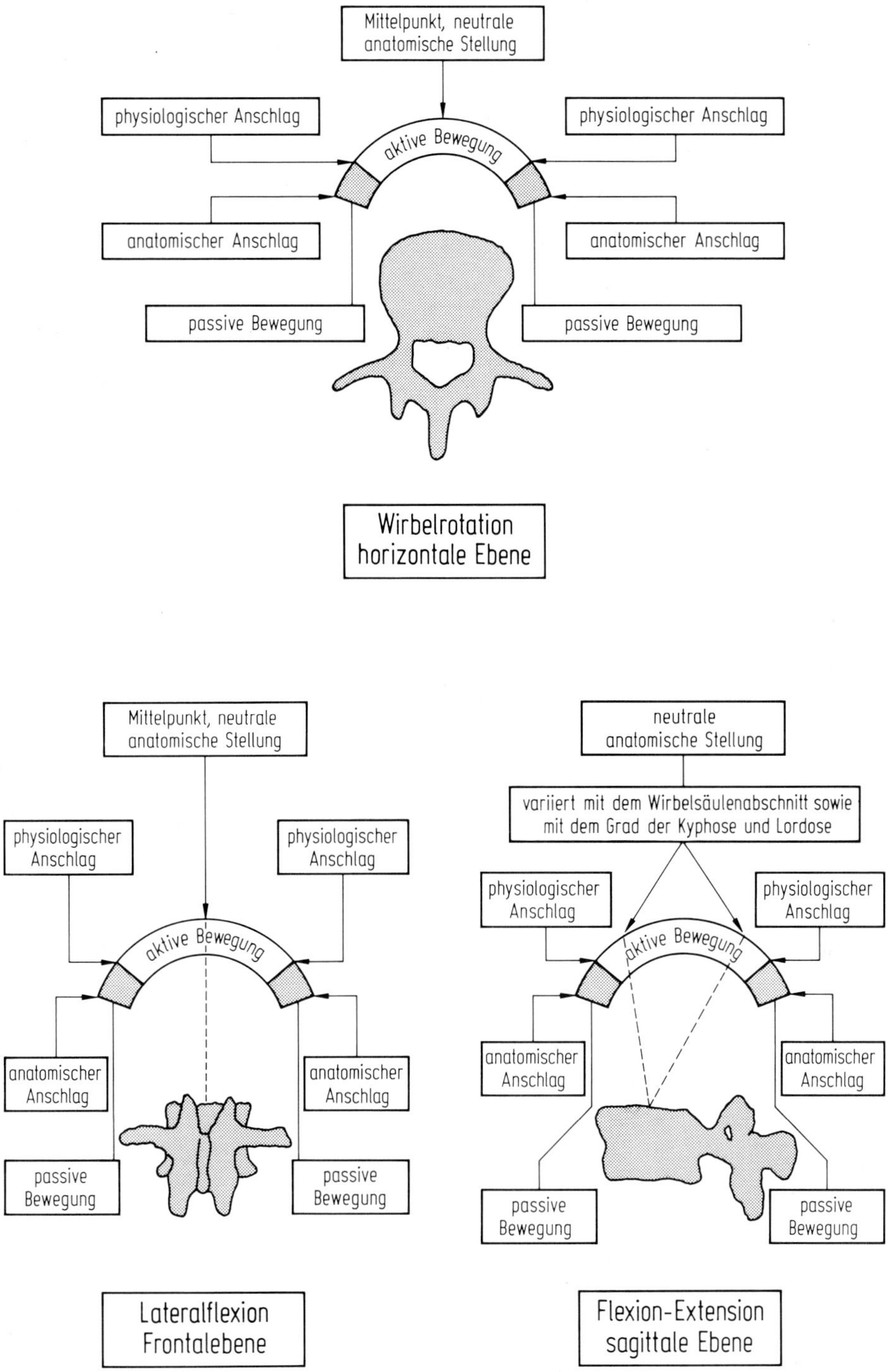

Abb. 22. Die Anwendung des Kimberly-Modells auf die 3 Achsen der angulären Wirbelbewegung

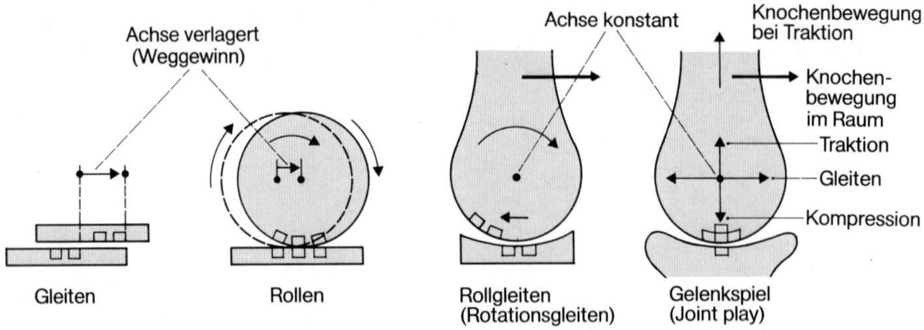

Abb. 23. Die Möglichkeiten der Bewegung von zwei Festkörpern gegeneinander. (Nach Frisch 1983)

Beim Gleiten verschiebt sich ein Punkt, der vorher über einem Bezugspunkt der gegenüberliegenden Fläche gelegen ist, um den „Weggewinn" einer Flächeneinheit weiter, während der Bezugspunkt stehen bleibt und mit einem neuen Bezugspunkt der sich bewegenden Fläche in Berührung kommt. Es entstehen mehr oder weniger große Energieverluste durch die Reibung, die in Natur und Technik meist durch Schmiervorgänge (hydromechanisch/elektromagnetisch) vermindert werden.

Beim Rollen bleiben die Punkte, die sich vorher berührt haben, auf gleicher Höhe stehen, während zwei benachbarte Bezugspunkte beider Flächen Kontakt miteinander aufnehmen und ihn anschließend wieder an zwei neue Kontaktpunkte weitergeben. Es findet wieder ein „Weggewinn" statt. Beim Rollen gibt es keinen wesentlichen Energieverlust. Darum wird dieser Vorgang in der Technik bevorzugt (z. B. Kugellager).

Beim Rollgleiten ist die Achse des sich drehenden Körpers fixiert. Es findet *„kein Weggewinn"* statt (z. B. Uhrwerksrad).

Bei den biologischen Bewegungsvorgängen handelt es sich fast durchweg um kombinierte Vorgänge aus Rollen und Gleiten (= Rollgleiten). Die Konstruktion der Gelenkflächen bestimmt dabei die Mischung von Gleiten und Drehen (Abb. 23).

Voraussetzung für jede Bewegung zwischen 2 Festkörpern ist etwas „Spiel" oder „Luft". Die Achse eines Eisenbahnwaggons oder eine Schublade ist nur dann beweglich, wenn sie nicht fest in ihr Lager eingepreßt ist, sondern eine minimale Beweglichkeit in Richtungen besteht, die nicht der eigentlichen Funktionsrichtung entsprechen. Eine Schublade, deren Funktion es ist, herausgezogen oder hineingeschoben zu werden, muß also so konstruiert sein, daß sie sowohl seitlich als auch nach oben und unten um ein minimales Maß in Richtungen, die ihrer eigentlichen Funktion nicht entsprechen, beweglich ist.

Jedes Gelenk besitzt neben seiner Funktionsbewegung einen Bewegungsspielraum. Es handelt sich auch hier um minimale Gleitvorgänge, die in Richtungen nachweisbar sind, die nicht der eigentlichen Funktionsbewegung entsprechen. Bei einem normal funktionierenden Gelenk kann ein Untersucher eine feine Verschiebung der Gelenkflächen gegeneinander *tangential* zur Gelenkebene fühlen, wenn

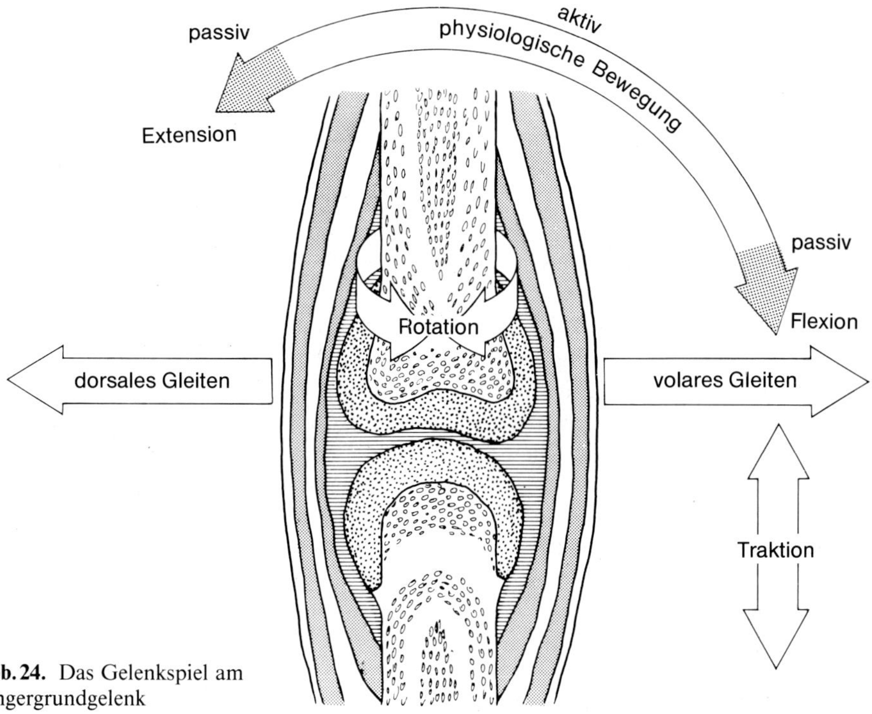

Abb. 24. Das Gelenkspiel am Fingergrundgelenk

er den einen Gelenkpartner fixiert und den anderen bewegt. Auch ein leichtes Abheben der Gelenkflächen voneinander durch Traktion ist möglich. Die Summe dieser passiven Bewegungen bezeichnen wir als das Gelenkspiel (Menell 1952). Es wird am besten in der Neutralstellung eines Gelenks geprüft.

Die zunächst etwas kompliziert erscheinende Untersuchung des Gelenkspiels sei am folgenden Beispiel erläutert:

Ein einfaches Gelenk, wie das Fingergrundgelenk, kann aktiv bis zum physiologischen Anschlag gebeugt und gestreckt werden. Eine geringgradige passive Überbeugung und Überstreckung bis zum anatomischen Anschlag ist möglich. Das Gelenk kann jedoch nicht nur in seine physiologische Funktionsrichtung passiv bewegt werden, sondern auch parallel und senkrecht zur Tangentialebene der Gelenkflächen.

Das Gelenk wird in Neutralstellung gehalten. Der Untersucher fixiert den körpernahen Teil des Fingergrundgelenks, das Mittelhandköpfchen, und bewegt den körperfernen Teil, die Basis des Fingergrundglieds, passiv parallel zur Tangentialebene des Gelenks. Die folgenden Gleitvorgänge sind möglich (Abb. 24):

- Parallelverschiebung der Gelenkoberflächen gegeneinander in dorsovolarer Richtung,
- Parallelverschiebung in radioulnarer Richtung,
- Rotation um die Längsachse des Grundgelenks,
- Traktion.

Das Gelenkspiel ist die Voraussetzung für eine normale Gelenkfunktion, es ist bei jeder Blockierung beeinträchtigt. Es gehört zu den wesentlichen Aufgaben der Manuellen Medizin, Störungen des Gelenkspiels zu erkennen und zu beheben.

4.3.1.4 Frayette-Regeln

Bis jetzt haben wir die Bewegung in einem einzelnen Glied betrachtet. Wir müssen uns aber auch mit dem Gruppenverhalten der Gelenke in den verschiedenen Wirbelsäulenabschnitten befassen.

An der ganzen Wirbelsäule sind nur Beugung und Streckung als alleinige Bewegungen möglich. Seitneigung und Drehung laufen immer nur ein kleines Stück in eine Richtung und kombinieren sich dann miteinander.

Es gibt also keine wesentliche Seitneigung ohne gleichzeitige Drehung und keine wesentliche Drehung ohne Seitneigung.

Seitneigung und Drehung können gleich- oder gegensinnig verlaufen. Die Richtung der Mitbewegung ist von der in den einzelnen Wirbelsäulenabschnitten verschiedenen Form der Wirbelbogengelenke und vom Grad der Beugung und Strekkung der Wirbelsäule abhängig.

Frayette (1954) hat hierfür die folgenden Regeln aufgestellt:

1. Regel:

Sie beschreibt die Mitbewegung der Wirbel in Neutralstellung, d.h. die Wirbelsäule befindet sich in Mittelstellung zwischen Beugung und Streckung. Die Gelenkflächen sind hier am geringsten belastet und die Gelenkkapseln am wenigsten gespannt. Die Neutralstellung nimmt nur einen sehr kleinen Teil des Bewegungsraumes in der sagittalen Ebene ein.

(Nach Frayette gibt es in der Halswirbelsäule keine Neutralstellung, weil die Gelenkflächen in allen Positionen unter Druck und die Gelenkkapseln immer unter Spannung stünden.)

Die Regel lautet: In Neutralstellung ist die Seitneigung eines Wirbels der Richtung der Rotation dieses Wirbels immer entgegengesetzt. Wenn ein lumbaler oder thorakaler Wirbel in Neutralstellung seitgeneigt wird, dreht er sich in die Konvexität hinein, wobei sich das Maximum der Rotation am Scheitel der anterior-posterioren Kurve befindet.

2. Regel:

Wenn sich irgend ein Teil der Wirbelsäule nicht in Neutralstellung, sondern in Beugung oder Streckung befindet, wird sich der Wirbel immer zur gleichen Seite drehen und neigen, d.h. in die Konkavität hinein.

Fassen wir die erste und zweite Regel zusammen, so ergibt sich folgendes: In der Halswirbelsäule von C2 bis C7 laufen unabhängig vom Grad der Beugung und Streckung, Seitneigung und Drehung immer in die gleiche Richtung (Konkavrotation). Das atlanto-okzipitale Gelenk ist durch seine Form bedingt eine Ausnahme. Es bewegt sich immer in Konvexrotation.

In Brust- und Lendenwirbelsäule laufen in dem kleinen Spielraum der Neutralstellung Rotation und Seitneigung entgegengesetzt. Rechtsneigung erzwingt z. B. eine Linksrotation (= Konvexrotation). Bei Beugung und Streckung laufen Seitneigung und Drehung gleichsinnig. Eine Rechtsneigung erzwingt eine Rechtsrotation (= Konkavrotation).

3. Regel:

Jede Bewegung der Wirbelsäule geht auf Kosten aller anderen Bewegungen.

Diese Bewegungsregeln haben in der täglichen Praxis große Bedeutung. Aus ihnen leiten sich die *Verriegelungstechniken* ab, die wir als Vorbereitung für jede gezielte Behandlung in einem Wirbelbogengelenk benötigen. Dabei spielt die erste Regel in der Praxis keine große Rolle, da wir den Patienten fast immer in Beugung oder Streckung und nicht in Neutralstellung behandeln.

Die Wirbelsäulenabschnitte werden dadurch verriegelt, daß sie vom Behandler entgegen der physiologischen Mitbewegung geführt werden. Wird z. B. die Halswirbelsäule nach rechts geneigt und links gedreht, dann werden die Facetten der rechtsseitigen Wirbelgelenke aufeinandergepreßt und die linksseitigen Gelenkkapseln und Bänder in Spannung gebracht. An der Konkavseite findet der „Facettenschluß" und auf der Konvexseite der „Bandstraffschluß" statt. Dementsprechend – in Umkehrung der physiologischen Bewegungsgesetze – werden auch die anderen Wirbelsäulenabschnitte verriegelt. Durch Beugung und Streckung kann der Scheitelpunkt der Verriegelung genau eingestellt werden.

Die Verriegelung der Wirbelsäule als Vorbereitung einer gezielten Behandlung wird an folgendem Beispiel erläutert:

Es besteht eine Blockierung im Segment L2/3. Der Einfachheit halber spiele die Richtung der Blockierung keine Rolle. Der Patient wird auf seine rechte Seite gelagert und leicht gebeugt. Der Behandlungstisch wird unter der Lendenwirbelsäule etwas angehoben (oder ein hartes Kissen untergelegt), um eine Rechtsneigung des Oberkörpers herbeizuführen. Die linke Hand des Behandlers liegt auf dem Dornfortsatz L2, die rechte auf dem Dornfortsatz L3. Nun wird der Oberkörper des Patienten so weit nach links rotiert, bis die Bewegung am Dornfortsatz L2 ankommt und das Becken so weit nach rechts rotiert, bis die Bewegung beim Dornfortsatz L3 zu fühlen ist. Die Wirbelsäule oberhalb und unterhalb von L2/3 ist nun verriegelt, *das Gelenk selbst jedoch nicht gesperrt,* es kann jetzt gezielt eingestellt und behandelt werden.

Die dritte Frayette-Regel fordert, daß wir die Wirbelsäule (wie auch die Extremitäten) nach Möglichkeit immer in Neutralstellung untersuchen, weil wir in dieser den genauesten Befund erheben können. Sitzt z. B. ein Patient sehr zusammengesunken oder stramm wie ein Soldat auf dem Hocker, ist ein Teil der Beweglichkeit zu Gunsten der Beugung oder Streckung aus der Wirbelsäule herausgenommen und eine exakte Bewegungsprüfung nicht mehr durchführbar.

4.4 Manuelle Untersuchung der Wirbelsäule

Zunächst ein Wort zur Nomenklatur. Es gibt 2 Möglichkeiten einen Gelenkbefund zu definieren: Einmal, indem man die *Stellung* der Gelenkpartner zu einander beschreibt, zum anderen, indem man die *Gelenkfunktion* analysiert. Man kann also sagen: Der Wirbel steht flektiert, rechtsrotiert und rechtsgeneigt oder der Wirbel kann nicht extendieren, linksdrehen und linksneigen.

Beide Male handelt es sich um den gleichen Befund. Verwirrung entsteht nur, wenn Gesprächspartner oder Autoren nicht klar zum Ausdruck bringen, welche Nomenklatur sie verwenden. Den Geübten ist ein rasches Umdenken von der einen zur anderen Ausdrucksweise leicht möglich.

In Deutschland werden im Ärzteseminar Hamm die Termini der Funktionsdiagnostik, im Ärzteseminar „Dr. Karl Sell" die der Stellungsdiagnostik verwendet.

Es gibt 3 Wege zur Diagnose einer Wirbelbogengelenkblockierung:
1. Palpation der Gelenkbeweglichkeit,
2. Palpation der lokalen segmentalen Irritation,
3. Palpation der peripheren segmentalen Irritation.

Einige Untersucher arbeiten ausschließlich mit der Palpation der Gelenkbeweglichkeit (Stoddard 1970), andere stellen die Diagnose über die lokale (Maigne 1961; Sell 1969) oder periphere (Maigne 1961; Sutter 1975; Brügger 1977) Gewebsreaktion.

Es hat sich bewährt, alle Untersuchungstechniken zu beherrschen und in schwierigen Fällen zu vergleichen. Die genaue Richtung und das Ausmaß einer Blockierung kann nur durch die Palpation der Gelenkbeweglichkeit (4.4.1) oder der lokalen segmentalen Irritation (Irritationspunktdiagnostik, 4.4.2) bestimmt werden.

Die periphere segmentale Irritation (4.4.3) hat vor allem klinische Bedeutung und dient als Hinweiszeichen für eine Störung im segmental zugeordneten Gelenk.

Praktisches Vorgehen bei der manuellen Untersuchung der Wirbelsäule

Bischoff (1983) hat die „3-Schritt-Diagnostik" vorgeschlagen, die wir im folgenden, ergänzt durch die Untersuchungstechniken nach Stoddard, beschreiben.

Die funktionelle Diagnostik an der Wirbelsäule für eine manuelle Therapie baut sich in drei Schritten auf:

1. Segmentale Bewegungsspielprüfung	1. Stellt Hypomobilität fest
2. Aufsuchen des segmentalen Irritationspunktes	2. Stellt „segmentale Irritation" fest

3. a) Bewegungsprüfung nach Stoddard
   b) Funktionelle segmentale Irritationspunktdiagnostik

3. Stellt Indikation zur gezielten manuellen Therapie

Der Untersucher muß zunächst eine exakte Höhenorientierung an der Wirbelsäule (s. 15-17) vornehmen). Er muß wissen, in welchem Segment er arbeitet.

Als *erstes* wird dann festgestellt, ob Hypermobilität (S. 84), Normobilität oder Hypomobilität vorliegt. Wird eine Hypomobilität getastet, so bedeutet das selbstverständlich noch nicht, daß es sich um eine Blockierung handeln muß. Die Hypomobilität kann auch z.B. durch einen Bandscheibenvorfall, degenerative Veränderungen, entzündliche oder destruierende Prozesse sowie ein Trauma mit Verletzung anatomischer Strukturen bedingt sein. Diese nicht der manuellen Therapie zugänglichen Ursachen müssen durch sorgfältiges Erheben der Anamnese, eine eingehende klinische, *manuelle,* radiologische und labortechnische Untersuchung ausgeschlossen werden.

Im *zweiten* Schritt wird geprüft, ob die Hypomobilität von einer segmentalen Irritation (S. 13) begleitet wird. Von besonderer Bedeutung für das weitere diagnostische Vorgehen ist die Palpation des bei einer segmentalen Irritation stets nachweisbaren segmentalen Irritationspunktes. Das Aufsuchen des Irritationspunktes wird im Abschnitt 4.4.2 im einzelnen beschrieben. Der Untersucher tastet eine linsen- bis erbsengroße Gewebsverhärtung, die vom Patienten als druckempfindlich bezeichnet wird. Sie ist Ausdruck eines Hartspanns der tiefen autochtonen Rükkenmuskulatur und einer Verquellung des periartikulären Bindegewebes.

Der Nachweis eines segmentalen Irritationspunktes ist noch kein Beweis für eine Blockierung. Er kann durch eine dekompensierte Hypermobilität, spondylarthrotische Reizzustände usw. ausgelöst werden.

Hypomobilität und segmentaler Irritationspunkt sind ein Hinweis auf eine Störung in oder am Gelenk, jedoch kein Beweis für das Vorliegen einer Blockierung.

Zur weiteren Differenzierung wird deshalb ein *dritter* diagnostischer Schritt erforderlich. Die durch eine Blockierung verursachte Hypomobilität weist bestimmte Merkmale auf: Die Beweglichkeit des Gelenkes ist nie ganz aufgehoben, sondern in eine oder mehrere Richtungen eingeschränkt. Das Gelenkspiel ist regelmäßig beeinträchtigt, das Endgefühl ist in den blockierten Richtungen pathologisch verändert. Durch sorgfältige segmentweise Untersuchung kann die genaue Richtung und das Ausmaß einer Blockierung in allen drei Ebenen der Gelenkbewegung (Beugung - Streckung, Seitneigung und Rotation) bestimmt werden.

Zeigt die Untersuchung, daß die Beweglichkeit in *allen* Richtungen gestört ist, liegt keine Blockierung und keine Indikation zur manuellen Therapie vor. Es muß nach einer anderen Ursache für die Hypomobilität gesucht werden.

Der *blockierungsbedingte* segmentale Irritationspunkt unterscheidet sich von Irritationspunkten anderer Ursachen dadurch, daß er sich beim passiven Durchbewegen des Gelenkes, dem er zugeordnet ist, in bezug auf Konsistenz und Empfindlichkeit verändert. Bewegen wir das Gelenk bei gleichbleibendem palpatorischem Druck in eine blockierte Richtung, wird der Irritationspunkt deutlicher tastbar und vom Patienten als vermehrt schmerzhaft bezeichnet. Bewegen wir das Gelenk von der pathologischen Barriere hinweg, wird der Irritationspunkt weniger deutlich tastbar und vermindert druckempfindlich. So können wir bei der segmentalen Irritationspunktdiagnostik das Gelenk in allen drei Bewegungsebenen untersuchen und beurteilen, d.h. die genauen Richtungen der Blockierung festlegen und die erforderliche Therapie ableiten.

Für den Anfänger ist die Vielzahl der zu untersuchenden Bewegungsrichtungen zunächst verwirrend. Greenman (1984) hat deshalb vorgeschlagen, als erstes Flexion und Extension zu untersuchen.

Normalerweise gleiten bei einer Flexion die cranialen Gelenkpartner der Wirbelbogengelenke nach ventral, sie öffnen sich, sie divergieren. Bei einer Extension gleiten die cranialen Gelenkpartner über den caudalen nach dorsal, sie schließen sich, sie konvergieren. Beide Bewegungsvorgänge können blockiert sein. Abhängig davon, ob die Flexion oder die Extension blockiert ist, sind Seitneigung und Rotation in unterschiedliche Richtungen mitblockiert.

Man kann sich diese biomechanischen Gesetzmäßigkeiten am besten anhand eines Wirbelsäulenmodells, welches jeder Manualmediziner besitzen sollte (z.B. Firma Erler-Zimmer, 7598 Lauf), klar machen und logisch ableiten. Bei der Flexionsblockierung des rechten Wirbelbogengelenkes (es öffnet sich nicht), auch gelegentlich Divergenzblockierung genannt, sind immer Linksneigung und Linksrotation eingeschränkt. Bei der Extensionsblockierung (es schließt sich nicht), auch Konvergenzblockierung genannt, Rechtsneigung und Rechtsrotation.

Umgekehrt sind bei der Flexionsblockierung eines linken Wirbelbogengelenkes immer gleichzeitig Rechtsneigung und Rechtsrotation eingeschränkt, bei der Extensionsblockierung Linksneigung und Linksrotation.

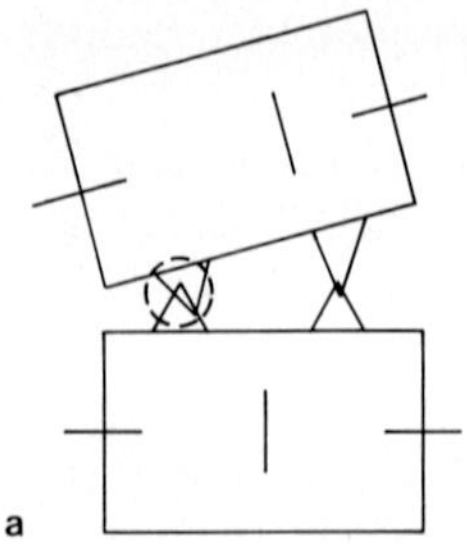

a

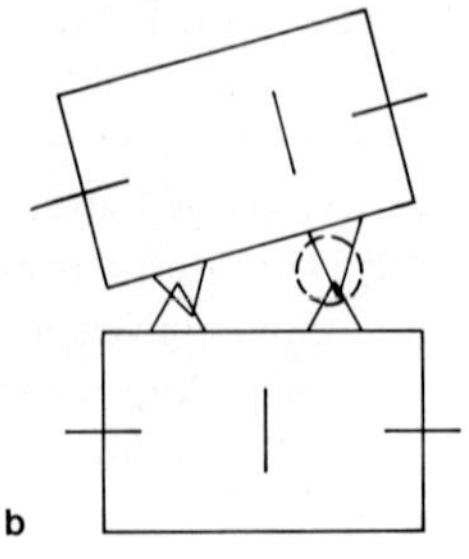

b

Abb. 25 a, b. Die Rechtsrotation eines Wirbels ist eingeschränkt **a** durch Blockierung der Flexion links – der Irritationspunkt ist links tastbar, **b** durch Blockierung der Extension rechts – der Irritationspunkt ist rechts tastbar

Dieses biomechanische Verhalten erklärt auch, warum z. B. bei einer Einschränkung der Rechtsrotation zwischen zwei Wirbeln einmal der segmentale Irritationspunkt links und einmal rechts getastet wird. Im ersteren Falle handelt es sich um eine Flexionsblockierung des rechten Wirbelgelenkes, im letzteren um eine Extensionsblockierung des linken Wirbelbogengelenkes (Bischoff 1988). Die „Fehlstellung" ist in beiden Fällen die gleiche.

Dokumentation

Die bei der segmentalen Bewegungsprüfung und Irritationspunktdiagnostik erhobenen Befunde können entweder graphisch oder durch Kürzel dokumentiert werden.

So wird z. B. die Blockierung des Segmentes C 5/6 in bezug auf Flexion, Linksneigung und Linksrotation wie folgt dargestellt:

Durch die Zahl der Querstriche in den Richtungsbalken wird das Ausmaß der Blockierung von leicht bis sehr stark beschrieben.

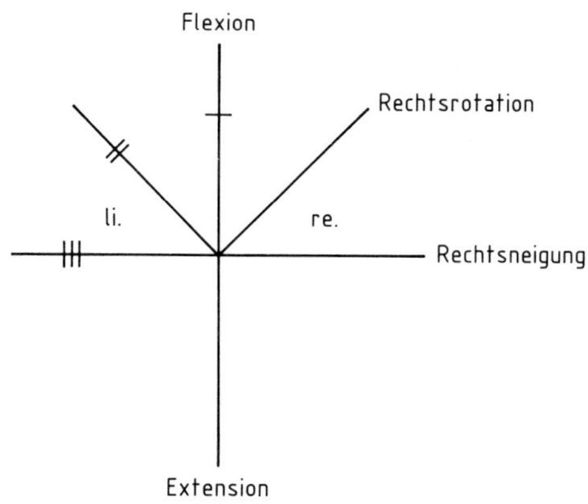

I = eingeschränkt
II = stärker eingeschränkt
III = sehr stark eingeschränkt

Sell beschreibt den gleichen Befund wie folgt:

C 5 + li., k

„Das Pluszeichen steht neben der Höhenlokalisation für die Seite der segmentalen Irritation. Das Pluszeichen hinter der Zahl bedeutet Irritationspunkt rechts, vor der Zahl Irritationspunkt links tastbar. Die Abkürzung für rechts und links bedeutet die Rotations- und damit auch die Seitneigungsempfindlichkeit" (s. Anmerkung auf S. 40). „Die Abkürzungen k oder l bedeuten Kyphosierungs- und Lordosierungsempfindlichkeit. Es wird bewußt der Begriff der Rotations-Seitneigungs- und Flexionsempfindlichkeit gewählt, da es sich hierbei um einen rein funktionellen Befund handelt und um ein Mißverständnis in der Art, daß evtl. anatomische Fehlstellungen vorliegen, nicht möglich ist" (Bischoff 1988).

Anmerkung. Sell bezeichnet mit „Empfindlichkeit" die Zunahme des Irritationspunktes und damit die blockierte Richtung:

kyphosierungsempfindlich = Flexion blockiert
lordosierungsempfindlich = Extension blockiert
seitneigungsempfindlich = Seitneigung blockiert
rotationsempfindlich = Rotation blockiert

In den folgenden beiden Abschnitten wird die Bewegungsprüfung nach Stoddard und das Aufsuchen des Irritationspunktes in den einzelnen Segmenten der Wirbelsäule beschrieben.

4.4.1 Palpation der Gelenkbeweglichkeit (nach Stoddard)

Der untersuchende Finger liegt über dem Gelenk-, Quer- oder Dornfortsatz des zu untersuchenden Segments und prüft direkt Qualität und Ausmaß der Bewegung. Mit der anderen, freien Hand führt der Untersucher den Patienten in die zu prüfenden Richtungen.

4.4.1.1 Halswirbelsäule

Bewegungsprüfung C0/1

Bei passiver Seitneigung tritt der gleichseitige Querfortsatz des Atlas zwischen Warzenfortsatz und aufsteigendem Kieferast hervor (Abb. 27). Es ist darauf zu achten, daß nicht die gesamte Halswirbelsäule zur Seite geneigt wird, sondern, daß eine Art Nickbewegung zwischen Atlas und Okziput stattfindet. - Zwischen Atlas und Okziput ist nur eine geringfügige Rotation möglich (Abb 28). Die Halswirbelsäule wird ausrotiert, bis die Bewegung am Querfortsatz des Atlas ankommt. Durch ein weiteres leichtes Federn des Kopfes in die Rotation hinein wird die Bewegung zwischen Atlas und Okziput geprüft. Wir fühlen, wie sich z. B. bei Linksrotation der rechte Warzenfortsatz etwas dem gleichseitigen Querfortsatz des Atlas nähert.

Bewegungsprüfung C1/2

Bei Rotation des Kopfes folgt der Dornfortsatz C2 erst ab 20-30° Bewegung, sofort bei Blockierung (Abb. 29).

Bewegungsprüfung C2-C7

Der palpierende Finger liegt dorsolateral über den Gelenkfacetten zweier benachbarter Wirbel. Die Fingerkuppe ruht über dem Gelenkspalt. Die andere Hand führt Kopf und Halswirbelsäule kranial des zu untersuchenden Wirbels in - entsprechend der Richtung, welche geprüft wird - Rotation, Seitneigung, Vorwärts- und Rückwärtsneigung. - Eventuelle Einschränkungen einer Bewegungsrichtung sowie Qualitätsänderungen werden notiert. Die Untersuchung der Halswirbelsäule kann im Sitzen oder in Rückenlage erfolgen.

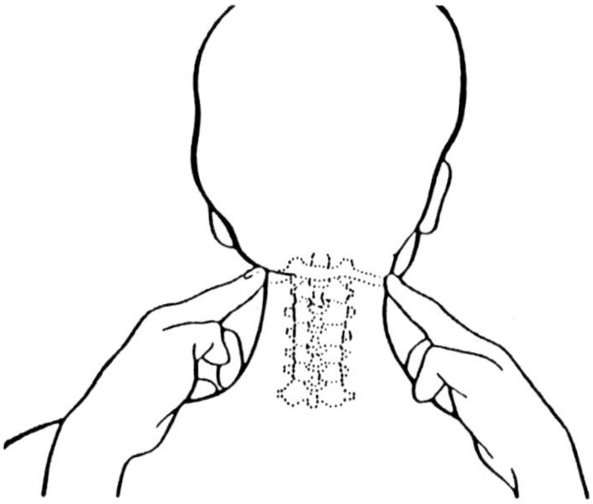

Abb. 26. Palpation der Atlasquerfortsätze am sitzenden Patienten. (Aus Lewit 1985)

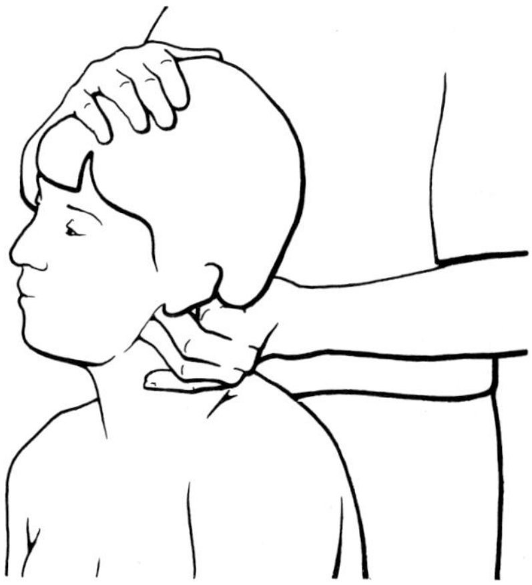

Abb. 27. Seitneigungsprüfung der Kopfgelenke (C0/C1)

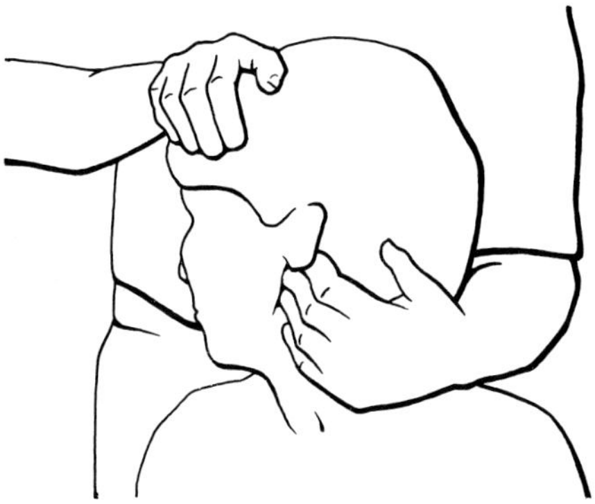

Abb. 28. Rotationsprüfung der Kopfgelenke (C0/C1)

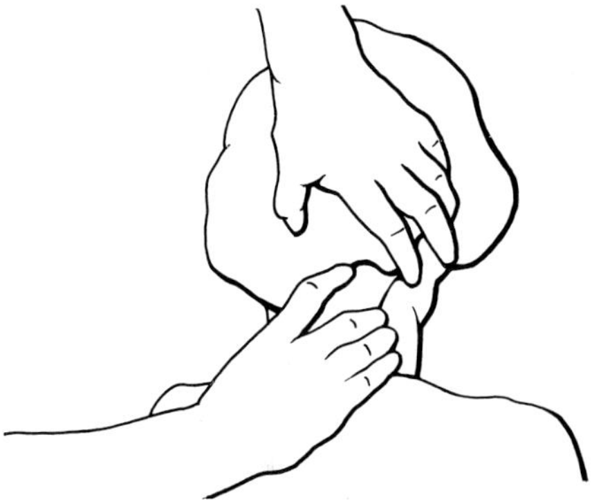

Abb. 29. Rotationsprüfung C1/C2

4.4.1.2 Brustwirbelsäule

In der Praxis wird als erstes der „Federtest“ zur zeitsparenden Orientierung durchgeführt. Er zeigt an, ob in den einzelnen Segmenten „etwas los ist“. Der Patient befindet sich in Bauchlage. Es ist wichtig, erst in eine Vorspannung zu gehen und aus dieser heraus den federnden Druck zu steigern!

Federtest – Variante A: Zeige- und Mittelfinger der einen Hand liegen über den zu untersuchenden Wirbelgelenken. Die andere Hand liegt flach auf den Fingerkuppen der tastenden Finger und übt einen federnden Druck aus (Abb. 30a, b).

Federtest – Variante B: Daumen und Zeigefinger der untersuchenden Hand umfassen den Dornfortsatz des zu untersuchenden Wirbels und üben einen federnden Druck von dorsokaudal nach ventrokranial (nicht direkt nach ventral) aus.

Bewegungsprüfung der Segmente Th 1–12

Der Patient sitzt und ruht mit einer Schulter an der Brust des Untersuchers, dessen freie Hand den ganzen Oberkörper des Patienten in die zu untersuchenden Richtungen führt. Der palpierende Finger liegt zwischen den Dornfortsatzspitzen zweier benachbarter Wirbel. Es werden die folgenden Normalbefunde erhoben:

Rotation	– der kraniale Dornfortsatz dreht sich über den kaudalen hinweg (Abb. 31).
Seitneigung	– „Knickbildung“ zwischen den Dornfortsatzspitzen der benachbarten Wirbel (Abb. 32).
Vorwärtsbeugung	– Vergrößerung des Abstands zwischen den Dornfortsatzspitzen zweier benachbarter Wirbel (Abb. 33).
Rückwärtsbeugung	– Verkleinerung des Abstands zwischen den Dornfortsatzspitzen zweier benachbarter Wirbel (Abb. 34).

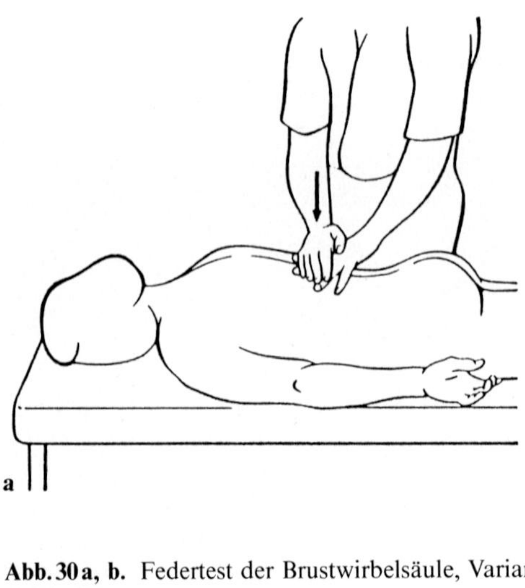
a

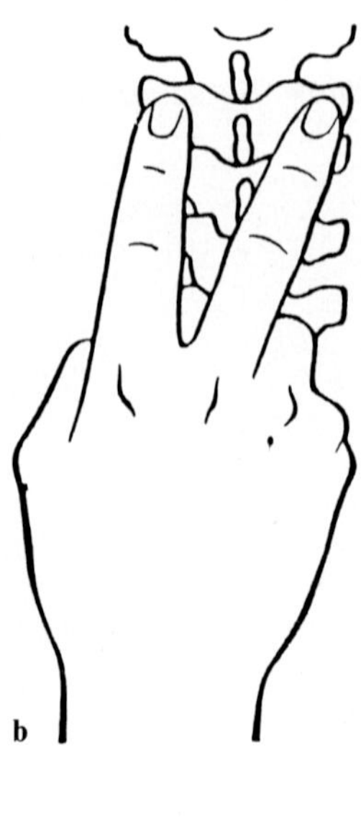
b

Abb. 30 a, b. Federtest der Brustwirbelsäule, Variante A. (Aus Lewit 1985)

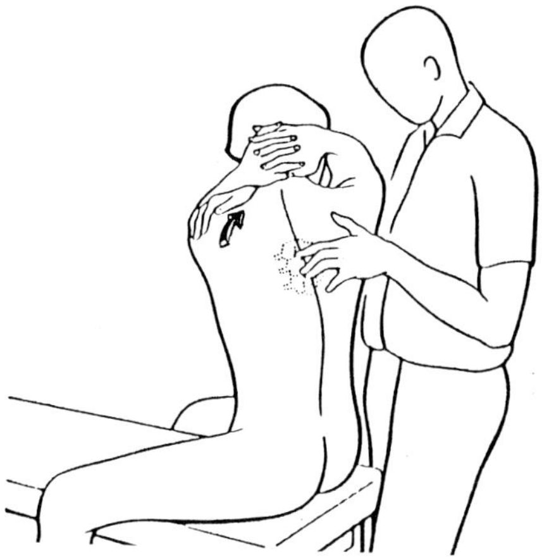

Abb. 31. Untersuchung der Rotation an der Brustwirbelsäule. (Aus Lewit 1985)

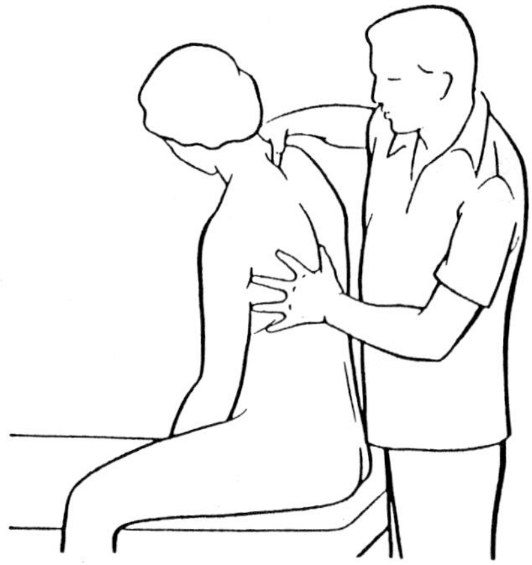

Abb. 32. Untersuchung der Seitneigung an der Brustwirbelsäule. (Aus Lewit 1985)

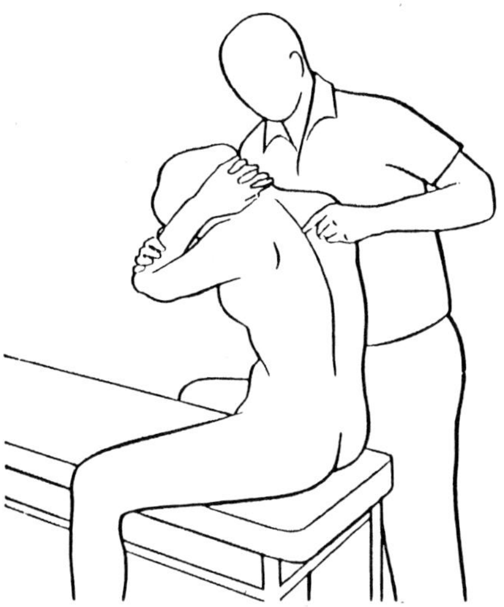

Abb. 33. Untersuchung der Anteflexion an der Brustwirbelsäule. (Aus Lewit 1985)

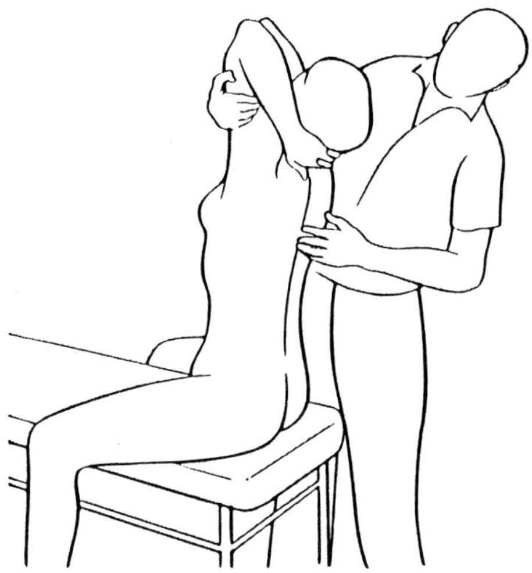

Abb. 34. Untersuchung der Retroflexion an der Brustwirbelsäule. (Aus Lewit 1985)

4.4.1.3 Rippengelenke

Der Federtest wird in Bauchlage des Patienten durchgeführt. Der Daumen der untersuchenden Hand wird längs der Rippe in den Interkostalraum gelegt, die andere Hand federt den Daumen und die zu untersuchende Rippe erst von kranial nach kaudal, dann umgekehrt. Die Schulterblätter müssen durch seitliches Herabhängen der Arme möglichst nach lateral gezogen werden.

Die Untersuchung der 1. Rippe erfolgt im Sitzen. Das Köpfchen des 2. Mittelhandknochens ruht zwischen Trapeziusrand und Schlüsselbein über dem Rippenköpfchen, welches tangential zum Gelenkspalt nach ventromedial gefedert wird.

Bewegungsprüfung der Rippengelenke

Sie erfolgt bei maximal nach kranial erhobenem Arm entweder im Sitzen (die oberen 5 Rippen) oder in Rückenlage (die unteren 7 Rippen). Der tastende Finger liegt im Zwischenrippenraum, bei den oberen 5 Rippen in Höhe der Mamillarlinie und bei den unteren 7 Rippen in Höhe der Axillarlinie. Der Patient wird zum maximalen Ein- und Ausatmen aufgefordert. Der Arm der zu untersuchenden Seite wird, den Atemzug unterstützend, über den Kopf gezogen. Der untersuchende Finger fühlt beim Ein- und Ausatmen die Erweiterung und Verschmälerung des Zwischenrippenraums, welche bei einer Blockierung fehlt. Man differenziert zwischen Einatmungsblockierung und Ausatmungsblockierung. Die Blockierung einer einzelnen Rippe hemmt die Atemfunktion der ganzen Thoraxhälfte. So können geübte Beobachter bei einem in Bauch- und Rückenlage tief atmenden Patienten sehen, ob die eine Thoraxhälfte „hängt“ oder nicht (Lewit 1977; Greenman 1979b).

4.4.1.4 Lendenwirbelsäule

Federtest in Bauchlage des Patienten. Daumen und Kleinfingerballen der untersuchenden Hand liegen über den beiden Gelenken des zu untersuchenden Segments und üben bei gestrecktem Ellenbogen aus der Schulter heraus einen federnden Druck aus.

Bewegungsprüfung L1–L5

Seitlage des Patienten. Der untersuchende Finger ruht zwischen den Dornfortsätzen zweier benachbarter Wirbel.

Prüfung der Rotation. Der obenliegende Fuß des Patienten wird unter Beugung von Hüft- und Kniegelenk an die Wade des untenliegenden Beins geführt. Nun dreht die freie Hand das Becken so weit, bis die Rotation bei dem zu untersuchenden Segment ankommt. Der palpierende Finger fühlt, ob sich der kaudal gelegene Dornfortsatz über den kranial gelegenen hinwegdreht (Abb. 35).

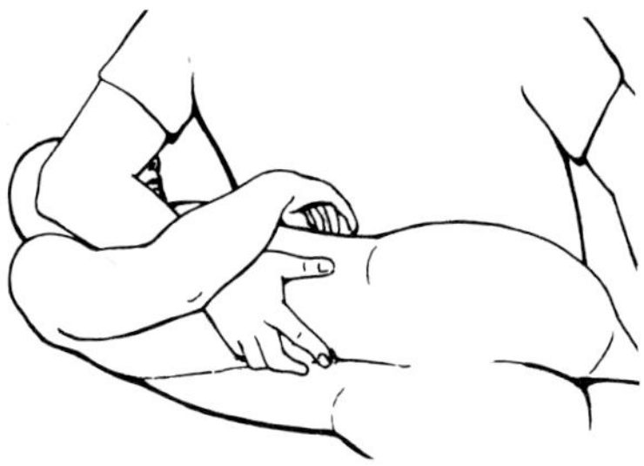

Abb. 35. Prüfung der Rotation in der LWS. (Nach Dvořák et al. 1984)

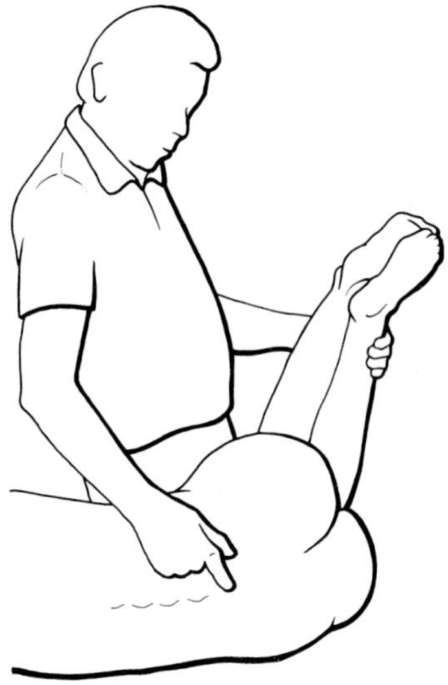

Abb. 36. Prüfung der Seitneigung der LWS. (Nach Eder u. Tilscher 1988)

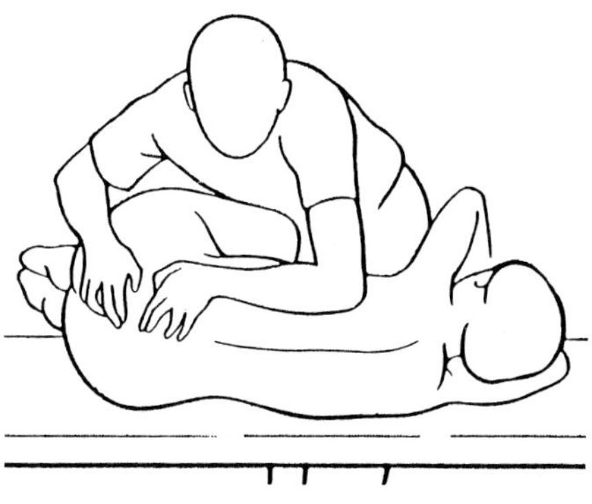

Abb. 37. Prüfung der Anteflexion der LWS. (Aus Lewit 1985)

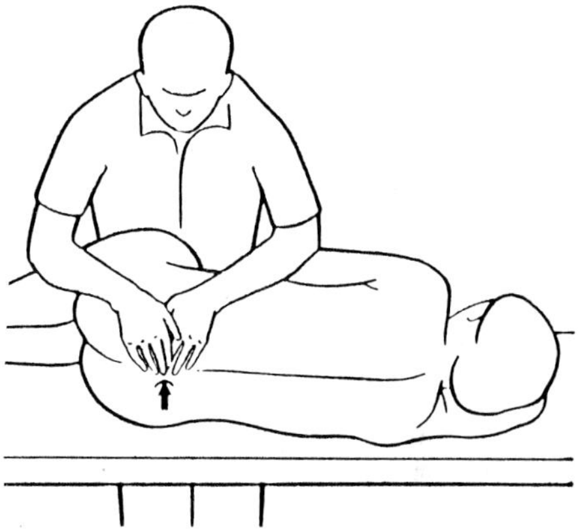

Abb. 38. Prüfung der Retroflexion der LWS. (Aus Lewit 1985)

Prüfung der Seitneigung. Hüft- und Kniegelenke des Patienten sind um jeweils 90° gebeugt. Die freie Hand des Untersuchers umfaßt die Füße des Patienten in der Knöchelgegend und hebt die Beine mit dem Becken nach lateral-kranial an. Die Oberschenkel des Patienten ruhen auf einem Oberschenkel des Untersuchers. Die palpierende Hand fühlt eine „Knickbewegung" zwischen den Dornfortsätzen (Abb. 36).

Prüfung der Vorwärtsbeugung. Hüft- und Kniegelenk des Patienten sind gebeugt. Die freie Hand des Untersuchers umfaßt die Oberschenkel des Patienten und führt über das Becken eine Beugung in die Lendenwirbelsäule hinein. Der palpierende Finger fühlt ein Auseinandergehen der Dornfortsätze (Abb. 37).

Prüfung der Rückwärtsbeugung. Der Untersucher umfaßt die Oberschenkel, schiebt das Becken des Patienten nach dorsal und retroflektiert hierdurch die Lendenwirbelsäule. Der palpierende Finger fühlt eine Verringerung des Abstands zwischen den Dornfortsätzen (Abb. 38).

4.4.1.5 Iliosakralgelenke

Da die Beweglichkeit der Kreuzdarmbeingelenke nur wenige Millimeter beträgt, ist eine mechanische Funktionsprüfung hier wesentlich schwieriger durchzuführen als in den anderen Gelenken der Wirbelsäule. Man wird häufig mehrere Tests durchführen und miteinander vergleichen müssen.

Wir prüfen die Gelenkfunktion zunächst mit Hilfe der Federtests. Diese können auf verschiedene Weise ausgeführt werden:

1) Bauchlage des Patienten. Der palpierende Finger liegt über dem Kreuzdarmbeingelenk, gleichzeitig auf Kreuzbein und Spina iliaca posterior superior. Die freie Hand federt das kaudale Ende des Kreuzbeins nach ventral. Es wird geprüft, ob eine Bewegung zwischen Kreuzbein und Spina iliaca posterior superior stattfindet.
2) Bauchlage des Patienten. Der palpierende Finger liegt an der gleichen Stelle wie eben beschrieben. Die freie Hand umfaßt die Darmbeinschaufel von vorn und führt eine vibrierende Bewegung aus. Bei intakter Beweglichkeit wird ein Teil der Vibration vom Kreuzdarmbeingelenk „verschluckt“. Bei einer Blockierung federt das Kreuzbein im gleichen Ausmaß wie das Darmbein.
3) Rückenlage des Patienten. Der palpierende Finger ruht wieder an der gleichen Stelle. Die freie Hand adduziert den um 90° im Hüftgelenk gebeugten Oberschenkel und drückt ihn mit leicht federnder Bewegung nach dorsomedial. Es wird geprüft, ob eine Bewegung zwischen Kreuzbein und Spina iliaca posterior superior stattfindet.

Diese Untersuchungstechnik ist in der Praxis häufig nicht ausreichend, zumal das „Federn“ der Kreuzdarmbeingelenke starken individuellen Schwankungen unterworfen ist. Eine sehr zuverlässige Auskunft über die Funktion der Kreuzdarmbeingelenke gibt das *Vorlaufphänomen* (Abb. 39).

Es kann im Stehen und im Sitzen geprüft werden. Die Untersuchung im Sitzen ist jedoch genauer, da hier die ischiokrurale Muskulatur ausgeschaltet wird, welche bei einseitiger Verkürzung das Untersuchungsergebnis beeinträchtigt. Der Patient muß auf einem festen Stuhl sitzen und mit beiden Fußsohlen den Fußbo-

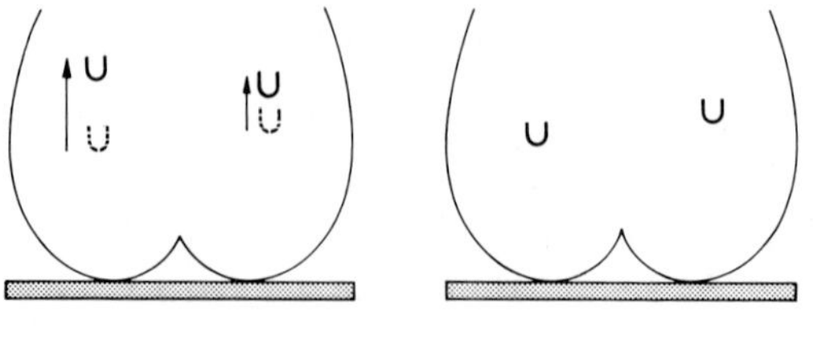

Abb. 39. Die Prüfung des Vorlaufphänomens im Sitzen. Hier ist die linke Seite blockiert. (Nach Maigne)

den berühren. Bei einer Blockierung ist die Bewegung im Kreuzdarmbeingelenk eingeschränkt oder aufgehoben. Beim Bücken nach vorn wird also die blockierungsseitige Spina iliaca posterior superior vom Kreuzbein um das Maß der fehlenden Gelenkbeweglichkeit weiter nach kranial geführt als auf der Gegenseite. So kann eine auf der Seite der Blockierung zunächst auf gleicher Höhe oder gar kaudal stehende Spina iliaca posterior superior beim Beugen der Lendenwirbelsäule nach vorn und weiter kranialwärts wandern als die gegenseitige Spina iliaca posterior superior, sie „überholt" die gegenseitige Spina, sie „läuft" vor.

Das Vorlaufphänomen kann auch in Rückenlage geprüft werden. Es kann mit gestreckten oder gebeugten Kniegelenken (Ausschaltung der Oberschenkelstrekker) durchgeführt werden. Der Patient liegt flach auf dem Rücken und wird aufgefordert, sich aufzusetzen. Das Aufsetzen muß 3mal wiederholt werden, damit sich der Patient auf dem Tuber ossis ischii „einpendeln" kann. Fehlt die Gelenkfunktion in einem der Kreuzdarmbeingelenke, so wird das Bein auf der Seite der Blokkierung scheinbar länger, was Derbolowsky (1976) als variable Beinlängendifferenz beschrieben hat.

Differentialdiagnostisch muß die *reflexbedingte Beckenverwringung* ausgeschlossen werden. Hierbei ist das Vorlaufphänomen zunächst positiv, wird aber nach 20 s negativ, da hier die Kreuzdarmbeingelenke nicht blockiert sind. Die Ursache einer reflexbedingten Beckenverwringung ist ein asymmetrischer Muskeltonus, der durch eine Blockierung der Kopfgelenke, gelegentlich auch durch eine Blockierung in den Segmenten L1 oder L2, ausgelöst werden kann (Gutmann 1968).

4.4.2 Palpation der lokalen segmentalen Irritation

4.4.2.1 Halswirbelsäule

C0–C7

Stellung des Patienten: Auf dem Behandlungstisch sitzend oder in Rückenlage. Stellung des Untersuchers: Vor dem Patienten stehend oder am Kopfende des Patienten sitzend. Im Sitzen ruht der Kopf des Patienten völlig entspannt in der Neutralstellung an der Brust des Untersuchenden.

Bei Rückenlage des Patienten ragt der Kopf über den Kopf des Behandlungstisches hinaus und ruht auf den Knien des sitzenden Untersuchenden.

Neutralstellung heißt, daß der Processus mastoideus mit der Kaufläche der Prämolaren des Oberkiefers im Sitzen eine Waagerechte und im Liegen eine Senkrechte bildet. Das Einhalten einer Neutralstellung ist wichtig, da bei Flexion oder Rotation bereits eine Verstärkung oder Abschwächung des Palpationsbefunds eintritt.

Die lokale segmentale Irritationszone wird mit dem Finger oder Mittelfinger direkt über den Gelenkfacetten von dorsal durch die oberflächliche Muskulatur palpiert und nach den oben beschriebenen Gesichtspunkten untersucht (Abb. 40–43). Die Irritationszone des Atlas wird über den Atlasquerfortsätzen ertastet.

Die von Sell ursprünglich allein gelehrte Irritationszonendiagnostik in der Linea nuchae macht sich den Umstand zunutze, daß die Insertionen der Nackenmuskeln (M. splenius capitis und M. splenius cervicis) am Processus mastoideus und an der Linea nuchae genau segmental auf eine Irritation aus den einzelnen HWS-Bewegungssegmenten mit Verhärtung und Druckdolenz reagieren.

Die Mittelfingerkuppen beider Hände schieben in einer supinierenden Bewegung das Gewebe im Bereich des Processus mastoideus beiderseits gegen denselben. Der Palpationspunkt für C7 liegt an der Spitze, der für C6 direkt an der dorsalen Begrenzung des Warzenfortsatzes. Bei einer funktionellen Störung wird eine bleistiftminendicke, von kranial nach kaudal verlaufende Gewebsverspannung getastet, welche auf die oben genannten provozierenden Bewegungen reagiert.

Um eine segmentale Irritation von C5 zu diagnostizieren, werden die Fingerkuppen um ca. 1 Querfinger nach medial versetzt und der gleiche palpatorische Vorgang an der Linea nuchae wiederholt. Der palpierende Finger wird jeweils im Abstand von 1 Querfinger nach medial versetzt, um Aussagen über die Irritationszonen C4, C3 und C2 zu erhalten. Die beiden Fingerkuppen treffen sich am diagnostischen Aussagepunkt von C2 beiderseits etwas unterhalb der Protuberantia occipitalis.

Die Irritationszone C1 liegt kaudal von C2, sie wird mit einer pronatorischen Bewegung der Fingerkuppen subokzipital getastet.

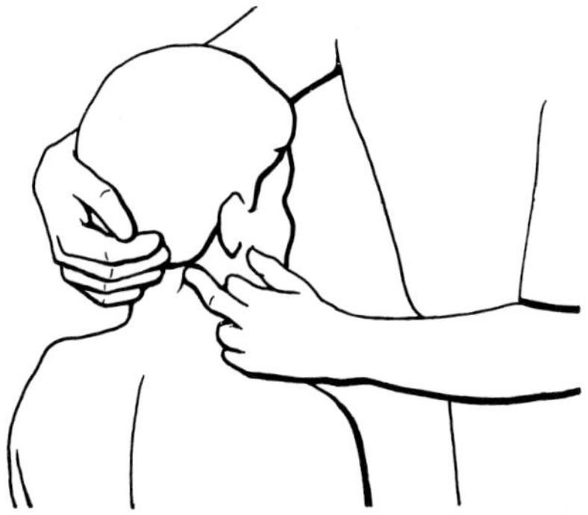

Abb. 40. Aufsuchen des segmentalen Irritationspunktes an der HWS. (Nach Bischoff 1985)

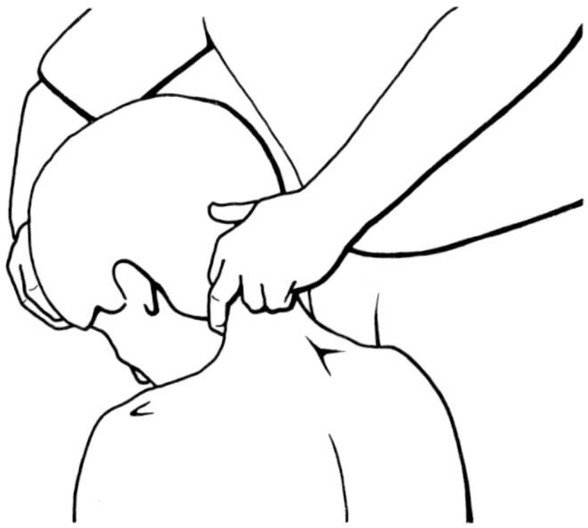

Abb. 41. Funktionelle segmentale Irritationsprüfung an der HWS (Anteflexionsprüfung). (Nach Bischoff 1985)

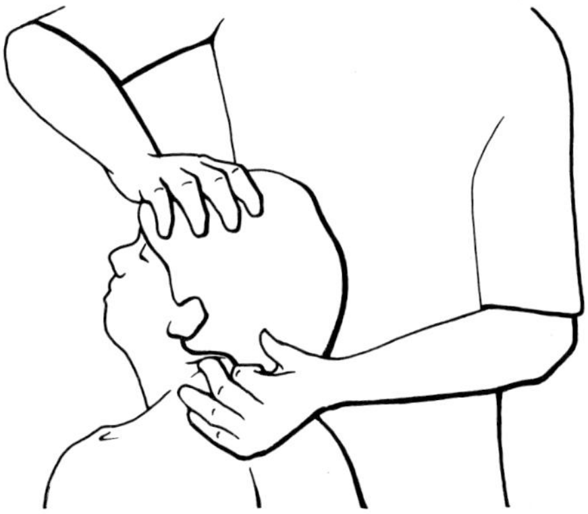

Abb. 42. Funktionelle segmentale Irritationsprüfung an der HWS (Retroflexionsprüfung). (Nach Bischoff 1985)

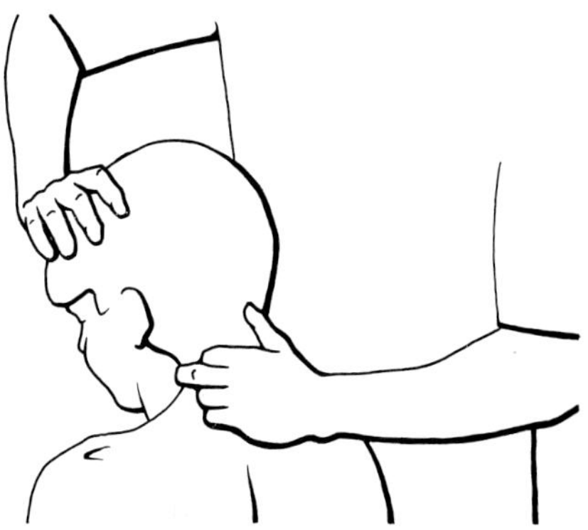

Abb. 43. Funktionelle segmentale Irritationsprüfung an der HWS (Rotationsprüfung). (Nach Bischoff 1985)

4.4.2.2 Brust- und Lendenwirbelsäule

Th 1 - Th 4

Stellung des Patienten: Bauchlage auf dem Flachtisch. Stellung des Untersuchenden: Seitlich rechts und links, sitzend oder stehend.

2 Querfinger lateral der Dornfortsatzreihe wird mit den gewohnten Fingerkuppen ein Druck schräg transversal durch die Muskulatur in Richtung der unteren kleinen Wirbelgelenke ausgeübt (Abb. 44 und 45). Im Bereich von Th 3 und Th 4 sind es beiderseits die Mm. rhomboidei, im Bereich Th 1 und Th 2 der M. trapezius. Diagnostisch irreführende schmerzhafte Myogelosen in den Muskeln sind unbedingt zu umgehen.

Th 5 - Th 9

Stellung des Patienten: Bauchlage auf dem Flachtisch. Stellung des Untersuchenden: Seitlich rechts und links, sitzend und stehend.

Die gewohnten beiden Fingerkuppen im Abstand von 1 Querfinger schieben mit leichtem Druck, lateral vom Angulus costae beginnend, den M. longissimus dorsi und den M. iliocostalis thoracis jeweils in den benachbarten Zwischenrippenräumen nach medial und benutzen die Rippe dazwischen als Leitschiene. In dieser Phase ist es angebracht, aufzustehen und den Druck nach ventral zu verstärken. Vom tiefsten Punkt im Interkostalraum folgt erneut ein Schub so weit wie möglich nach medial. Die Bewegung der untersuchenden Fingerkuppen ist also z- oder treppenförmig.

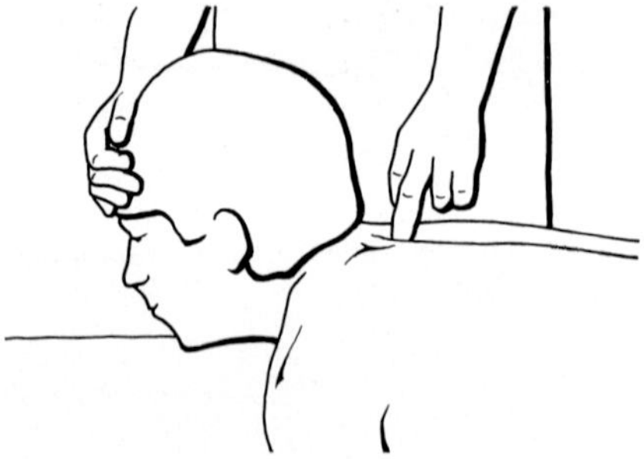

Abb. 44. Lordosierungsprüfung an der oberen BWS. (Nach Bischoff 1985)

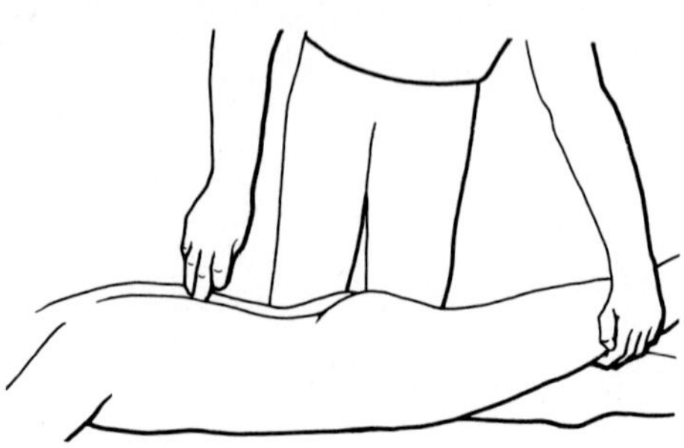

Abb. 45. Lordosierungsprüfung an der mittleren und unteren BWS. (Nach Bischoff 1985)

Th 10–L 1

Stellung des Patienten: Bauchlage auf dem Flachtisch. Stellung des Untersuchenden: Seitlich sitzend, rechts und links.

Mit den Fingerkuppen der im Endgelenk überstreckten Mittelfinger wird seitlich vom lateralen Rand des M. erector trunci ein stetiger Druck schräg transversal unter den genannten Rückenmuskeln in Richtung der jeweiligen Wirbelgelenke ausgeübt (Abb. 46–49).

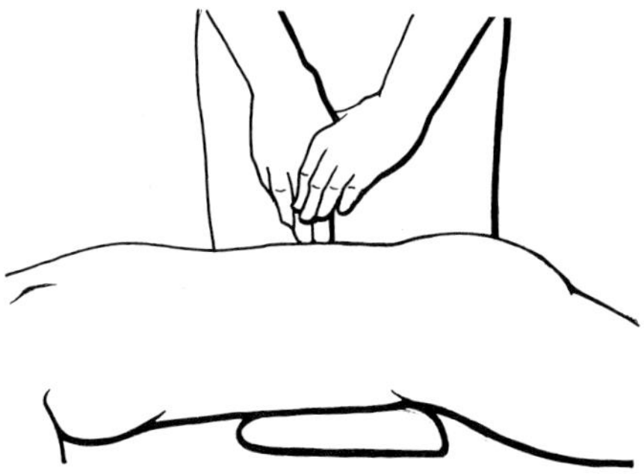

Abb. 46. Prüfung des segmentalen Irritationspunktes an der LWS auf Kyphosierungsempfindlichkeit. (Nach Bischoff 1985)

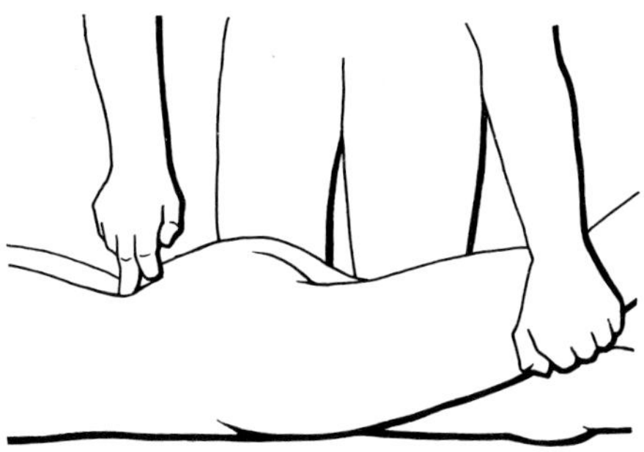

Abb. 47. Prüfung des segmentalen Irritationspunktes an der LWS auf Lordosierungsempfindlichkeit. (Nach Bischoff 1985)

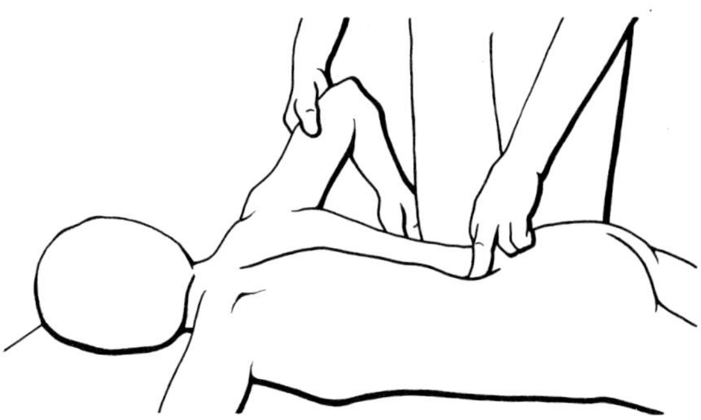

Abb. 48. Prüfung des segmentalen Irritationspunktes an der LWS auf Rechtsrotationsempfindlichkeit. (Nach Bischoff 1985)

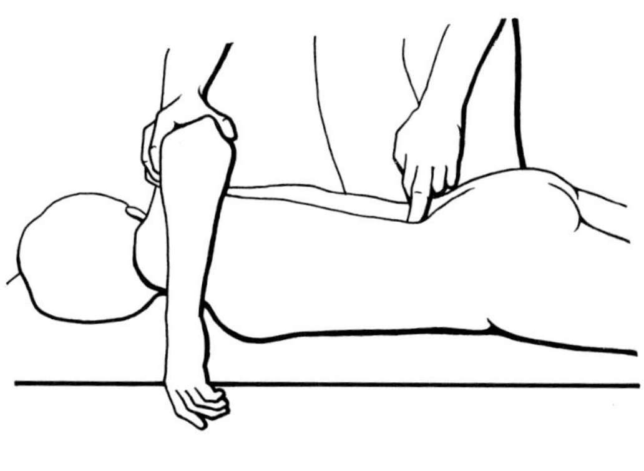

Abb. 49. Prüfung des segmentalen Irritationspunktes an der LWS auf Linksrotationsempfindlichkeit. (Nach Bischoff 1985)

L2–L4

Stellung des Patienten und des Untersuchenden wie bei L1.

Die früher von Sell favorisierte Fächerdiagnostik, bei der versucht wurde, aus der Taille möglichst nahe an die segmentalen Irritationspunkte L2–L4 heranzukommen, wird wegen der damit verbundenen technischen Schwierigkeiten heute nicht mehr gelehrt. Der segmentale Irritationspunkt an der Lendenwirbelsäule liegt dicht unterhalb des Querfortsatzes, ca. 1 Querfinger lateral des Dornfortsatzes. Um ihn aufzusuchen, muß der palpierende Finger in die Nische zwischen der Dornfortsatzreihe und der oberflächlichen Schicht des M. erector trunci eingehen.

L5

Stellung des Patienten: Bauchlage auf dem Flachtisch oder Reitersitz. Stellung des Untersuchenden: Seitlich stehend oder hinter dem Patienten sitzend.

1–1½ Querfinger kranial der Dornfortsatzspitze von L5 und 2 Querfinger lateral der Dornfortsatzreihe wird ein Druck – abwechselnd oder gleichzeitig – mit den im Endgelenk überstreckten Mittelfingerkuppen etwas schräg abwärts in Richtung der unteren kleinen Wirbelgelenke ausgeübt; in Bauchlage ist dies auch von der Kopfseite des Patienten her möglich. Unter gleichmäßigem Druck bleibt die Fingerkuppe auf der Seite der stärksten palpatorischen Induration und Schmerzangabe des Patienten, während die andere, freigewordene Hand zur Funktionsdiagnostik den Oberkörper des Patienten durch Griff am jeweiligen Oberarm wechselweise nach rechts und nach links passiv rotiert. Jede aktive Mitbewegung des Patienten sollte unterbleiben.

4.4.2.3 Kostotransversalgelenke

Stellung des Patienten: Bauchlage auf dem Flachtisch. Stellung des Untersuchenden: Seitlich sitzend, rechts und links.

Die Irritationspunkte für die Kostotransversalgelenke liegen ca. 2 Querfinger lateral der Dornfortsatzreihe (Abb. 50). An den Gelenken II bis IV werden sie 2 Querfinger paraspinal direkt von dorsal her palpiert, da hier nicht mehr der typische Muskelschmerz des M. erector trunci zu Fehlbeurteilungen Anlaß gibt.

Der Irritationspunkt des Kostotransversalgelenks I wird von kranial her palpiert, indem der Untersucher mit der Mittelfingerkuppe auf der 1. Rippe bis zum tastbaren Gelenkspalt nach medial gleitet.

Die Irritationspunkte V bis XI werden mit der Mittelfingerkuppe getastet. Sie gleitet vom Angulus costae auf der Rippe in Richtung Wirbelsäule und „unterminiert" den M. erector trunci. Sie nähert sich dabei maximal den Kostotransversalgelenken.

Beim Vorliegen eines Irritationspunktes wird seine Reaktion auf Inspiration und Exspiration überprüft.

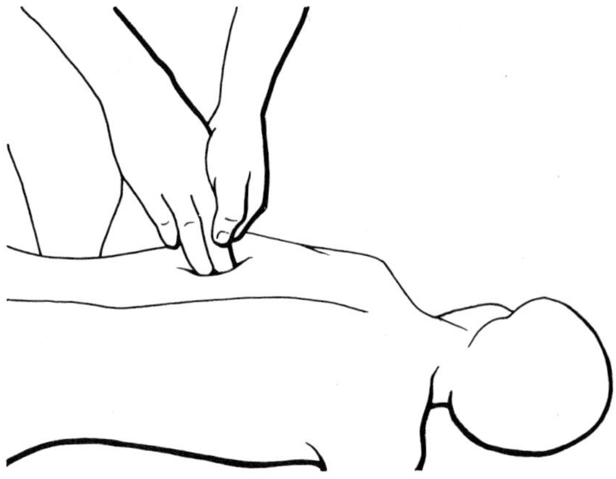

Abb. 50. Aufsuchen des Irritationspunktes am Kostotransversalgelenk. (Nach Bischoff 1985)

4.4.2.4 Iliosakralgelenke

Stellung des Patienten: In Bauchlage. Stellung des Untersuchenden: Am Fußende des Patienten stehend.

Die Inspektion zeigt, daß der M. glutaeus maximus auf der Seite der Blockierung abgeflacht ist. Die Irritationszone für S 1 liegt ca. 3 Querfinger lateral des oberen Gelenkpols und 4 Querfinger kaudal der Spina iliaca und für S 3 einen Querfinger lateral des unteren Gelenkpols.

Im M. tensor fasciae latae der Gegenseite einer Blockierung ist ein Hartspann tastbar.

Die *Dysfunktion* eines Kreuzdarmbeingelenks kann aber nicht nur Verspannungen und Tendomyosen der Glutäalmuskulatur und im M. tensor fasciae latae verursachen, sondern auch in den Oberschenkelstreckern und einem Teil der Adduktoren. Daraus ergeben sich weitere Hinweise auf die Blockierung eines Kreuzdarmbeingelenks:

Beim *Pseudo-Lasègue* klagt der Patient über Schmerzen an der Streckseite des Oberschenkels bis zur Kniekehle, die durch Anheben des Beins verstärkt werden. Im Gegensatz zum echten Lasègue schießt der Schmerz nicht plötzlich ein, sondern wird allmählich verstärkt. Der Bragard ist negativ, motorische Ausfälle fehlen. Die Reflexe reagieren normal.

Bei der Prüfung des *Abduktionsphänomens* liegt der Patient auf dem Rücken. Der Fuß des zu untersuchenden Beins wird an die Medialseite des gegenseitigen Knies gesetzt, der Oberschenkel maximal abduziert. Besteht eine Blockierung, so ist die Abduktion durch eine Verspannung der Adduktoren häufig (nicht regelmäßig!) eingeschränkt. Differentialdiagnostisch muß ein Hüftleiden ausgeschlossen werden, bei dem die Abduktionsbehinderung ebenfalls nachweisbar ist.

Auf der Seite des blockierten Kreuzdarmbeingelenks ist häufig, aber nicht regelmäßig, der M. iliacus als druckempfindlicher Wulst an der Innenseite der Beckenschaufel tastbar. Der *Iliakuswulst* kann Unterbauchbeschwerden verursachen und eine Blinddarmreizung oder Ovarialerkrankung vortäuschen.

4.4.3 Palpation der peripheren segmentalen Irritation

Die periphere segmentale Irritation ist ein Hinweiszeichen auf eine Störung im Segment. Art und Richtung der Störung können nur durch Untersuchung der lokalen segmentalen Irritation oder die Prüfung der Segmentbeweglichkeit festgestellt werden.

Die periphere segmentale Irritation ist leicht - auch von einem Untersucher, der nicht in Manueller Medizin ausgebildet ist - zu finden. Voraussetzung ist die Kenntnis der Dermatome, die vom *ventralen* Ast der Spinalnerven versorgt werden. Bei reversiblen Funktionsstörungen von Wirbelbogengelenken finden wir im segmental zugeordneten Hautsegment eine Verdickung (Orangenhaut) und eine Hyperalgesie. Die peripheren segmentalen Irritationszonen können mit Hilfe der Dermatomnadel oder mit einem einfachen Hautrolltest nachgewiesen werden.

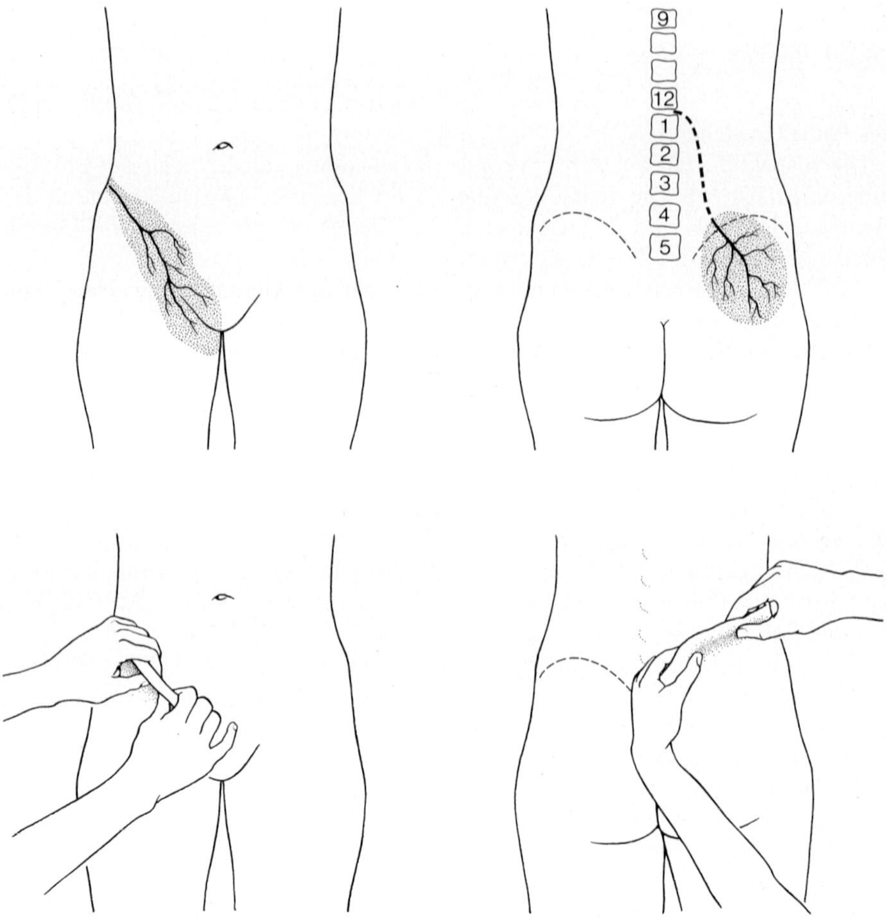

Abb. 51. Die periphere segmentale Irritation am Beispiel von Th 12/L 1. (Nach Maigne 1961)

So gibt ein positiver Hautrolltest an der Augenbraue einen Hinweis, daß die vom Patienten geklagten Kopfschmerzen ihre Ursache in einer Funktionsstörung der Kopfgelenke haben können (le Corre 1979). Auch bei unklaren Brustwand-, Bauch-, Leisten- oder Extremitätenschmerzen kann auf diese Weise ein Hinweis auf eine Funktionsstörung an der Wirbelsäule „herausgerollt" werden (Abb. 51).

Wird eine reversible segmentale Funktionsstörung mit Erfolg behandelt, bildet sich die Hyperalgesie im zugeordneten Dermatom oft schlagartig zurück. Auf diese Weise kann der Behandlungserfolg überprüft werden.

Wir erwähnten bereits die von Hansen u. Schliack (1962) beschriebenen Kennmuskeln (s. S. 14). So würde man z. B. bei einer Epikondylitis radialis an eine Funktionsstörung des Segments C6 denken (s. Abb. 7, S. 14). Nicht unerwähnt bleiben sollen die „Muskelketten" von Brügger (1977).

4.5 Röntgenuntersuchung der Wirbelsäule

Gutmann hat sich am intensivsten mit der Röntgendiagnostik an der Wirbelsäule unter den Gesichtspunkten der Manuellen Medizin befaßt. Aufbauend auf Arbeiten von Palmer (1933) und Sandberg (1955) hat er Grundregeln für die Aufnahmetechnik der Halswirbelsäule und der Lenden-Becken-Hüftregion (LBH-Region; Gutmann) und ihre Auswertung unter funktionellen Gesichtspunkten entwickelt. Die Röntgenuntersuchung der Wirbelsäule ist ein Teil der Gesamtuntersuchung.

Sie hat die Aufgabe
a) Kontraindikationen (z. B. entzündliche oder destruierende Prozesse sowie Traumen) aufzudecken und
b) die Funktion der Wirbelsäule im Stehen, Sitzen und Liegen darzustellen.

Das Röntgenbild für sich allein kann niemals die Diagnose „Blockierung" liefern.

Das Ergebnis einer manuellen Behandlung ist - außer evtl. auf Bewegungsaufnahmen (Arlen 1979) - auf dem Röntgenbild nicht erkennbar.

Außer der Bewegung hat die Wirbelsäule noch drei andere Funktionen, nämlich eine *Haltefunktion, eine Tragefunktion* im Rahmen der Statik und eine *Schutzfunktion* gegenüber den der Wirbelsäule anvertrauten nervalen und vasalen Strukturen (Neurosymbiose der Wirbelsäule nach Kuhlendahl 1970). Alle drei Funktionen lassen sich röntgenologisch darstellen und zwar in einer absolut reproduzierbaren vergleichbaren Weise. Eine Voraussetzung dafür ist, daß die von Gutmann angegebene Aufnahmetechnik genau eingehalten wird.

Die Ziele dieser Aufnahmetechnik sind folgende:
a) Darstellung der individuellen Neutralhaltung;
b) Darstellung dieser Haltung unter dynamischen Gesichtspunkten, d. h. unter Einwirkung der Gegenkräfte, der Schwerkraft und der Muskulatur;
c) Reproduzierbarkeit und damit Vergleichbarkeit der erhobenen Befunde;
d) die Analysierbarkeit.

4.5.1 Aufnahmetechnik

Das Optimum ist die Ganzaufnahme im Stehen. Falls diese aus technischen Gründen nicht möglich ist, wird der sog. Minimalstatus empfohlen:

1) Halswirbelsäule in Sandberg-Technik,
2) Lendenwirbelsäule in LBH-(Lenden-Becken-Hüft-)Technik nach Gutmann.

Grundregeln der Aufnahmetechnik:
a) Gleiche Ausgangsbasis der Wirbelsäule (im Stehen, Sitzen und Liegen),
b) Orientierung des Kopfes.

Halswirbelsäule (a.-p.)

(Format der Röntgenplatte 18 · 24 cm, aufrecht)

Der Patient sitzt auf dem Röntgentisch. Die Längsfalte des Gesäßes und die Innenknöchel beider Beine liegen auf der Mittellinie des Tisches. Der Patient wird dreimal hingelegt und wieder aufgesetzt, bevor er endgültig liegen bleibt, um ihn auf den Tuber ossis ischii „einzupendeln". Der Kopf wird sich evtl. in eine Fehlhaltung hineinlegen. Die Fehlhaltung (auch die spontan erfolgende Rotation) wird nicht korrigiert. In der horizontalen Ebene werden Oberlippe und Stirn mit Hilfe eines Lineals parallel zum Röntgentisch gelegt (Abb. 52a, b).

Der Zentralstrahl läuft 1 cm kaudal der Prämolaren und 1 cm kaudal der Protuberantia occipitalis externa. Aufnahmeabstand 1,5 m. Als Hilfe für das Einstellen des Zentralstrahles wird eine Schnur von der Röntgenröhre zur Protuberantia occipitalis geführt. Der Zentralstrahl folgt dieser Schnur, ein Neigungswinkel der Röhre muß also nicht angegeben werden.

Die a.-p.-Aufnahme ist optimal, wenn
- Septum nasi, obere und untere Schneidezähne, Dens epistrophei und 7. Halswirbelkörper eine Linie bilden,
- die Warzenfortsätze die Unterkieferäste gleichmäßig schneiden.

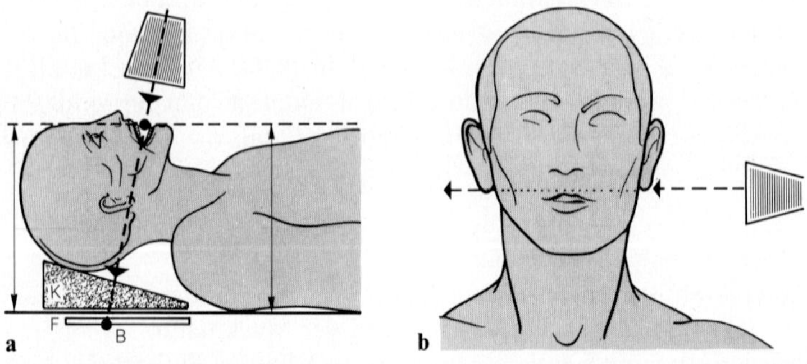

Abb. 52. a Ausrichtung der Gesichtslinie für die transorale (a.-p.) Aufnahme der Halswirbelsäule. Nasenwurzel-Lippenschluß parallel zum Film (nach Gutmann). **b** Die seitliche Aufnahme der Halswirbelsäule erfolgt in sitzender Patientenposition. Der Zentralstrahl wird auf das Ohrläppchen ausgerichtet. (Nach Gutmann)

Seitaufnahme der Halswirbelsäule

(Format der Röntgenplatte 18 · 24 cm, aufrecht)

Der Patient sitzt frei vor einem Wandstativ und fixiert einen Punkt in Augenhöhe. Die Kopfhaltung darf nur im Sinne der Rotation und Seitneigung korrigiert werden. Der Zentralstrahl trifft das Ohrläppchen und die Teilungslinie zwischen dem oberen ⅓ und unteren ⅔ der Röntgenplatte.

Die Seitaufnahme ist optimal, wenn
- sich die beiden Kieferwinkel decken,
- Sella turcica, harter Gaumen und Th 1 sichtbar sind,
- der harte Gaumen horizontal steht.

Lenden-Becken-Hüft-Region (a.-p.)

(Format der Röntgenplatte 30 · 40 cm, aufrecht).

Der Patient steht mit dem Rücken zur Stehbuckyblende. Für die Beurteilung der Gesamtstatik ist die Bestimmung von Kopf- und Basislot wichtig (Abb. 53).

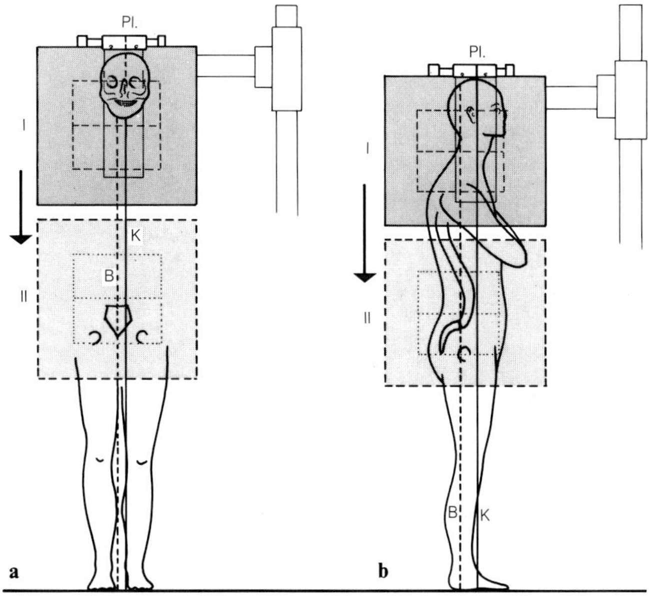

Abb. 53 a, b. Aufnahmetechnik zur Darstellung statischer Gesamtrelationen auf dem Teilabschnitt der Lenden-Becken-Hüftgelenkregion (LBH). **a** B = Basislot: Mitte der Unterstützungsfläche zwischen den Füßen entsprechend der Kassetten- und der Filmmitte. K = Kopflot: Lot im angenäherten Projektionspunkt des Massenmittelpunktes des Schädels nach außen (eingestellt auf die Mitte der Okzipitalregion – Protuberantia occipitalis externa –) Pl. = Plexiglasscheibe, auf der Blende verschiebbar befestigt mit eingelassenem Bleifaden, der visuell, besser mechanisch auf den Bezugspunkt in der Okzipitalregion eingestellt wird. Die Blende wird dann mit eingestelltem Kopflot aus der Position I in die LBH-Region (Pos. II) zur Aufnahme gesenkt. **b** Gleicher Vorgang bei der seitlichen Aufnahme. Das Kopflot wird hier auf den Porus acusticus externus, etwa entsprechend dem Ohrläppchen, eingestellt. Die Füße werden so aufgestellt, daß das Basislot einen guten Zentimeter vor (ventral) der Mitte des Malleolus externus verläuft. Das Basislot entspricht der Mitte des Filmes und der Kassette. Die Kopfhaltung ist immer die gleiche: Blick geradeaus, Bißebene horizontal. (Nach Gutmann)

Basislot: Es entspricht der Mitte der Röntgenplatte. Von der Mitte der Röntgenplatte wird eine Senkrechte zum Boden gefällt und durch eine parallel zu den Füßen verlaufende Linie markiert. Die Füße befinden sich parallel rechts und links von dieser so gefundenen Linie.

Kopflot: Das Kopflot wird von der Protuberantia occipitalis externa gefällt und durch eine Bleischnur, welche vor der Röntgenplatte verläuft, gekennzeichnet. Der Zentralstrahl zielt auf den Beckenkamm.

Die Aufnahme LBH a.-p. ist optimal, wenn sie

- Th 12, beide Hüftköpfe und die Symphyse darstellt, sowie Kopflot und Basislot übereinstimmen.

Seitaufnahme der Lenden-Becken-Hüft-Region

(Format der Röntgenplatte 20 · 40 cm, aufrecht)

Der Patient steht mit seiner linken Körperseite dicht an der Stehbuckyblende. Die Hände werden überkreuzt auf die Schultern gelegt (Pharaohaltung), um die Wirbelsäule nicht zu überdecken.

Das Basislot (Plattenmitte) wird 3,5 bis 4 cm vor dem Außenknöchel, beziehungsweise 1 cm vor dem Innenknöchel errichtet.

Das Kopflot (Bleischnur) wird vom Porus acusticus externus, beziehungsweise dem Ohrläppchen gefällt.

Der Zentralstrahl zielt zwischen den Beckenkamm und Trochanter. Er trifft die Röntgenplatte exzentrisch zwischen oberen Zweidrittel und unterem Eindrittel.

Die Aufnahme LBH seitlich ist optimal, wenn sie

- Th 12 und das ganze Kreuzbein darstellt.

4.5.2 Röntgenologische Normalbefunde bei der Gutmann-Technik

Die hier gegebenen Richtlinien können nur eine allererste Einführung in die funktionsdynamische Röntgendiagnostik sein.

Eine Auswertung der Röntgenaufnahmen ist nur unter Zuhilfenahme von Millimetermaß, Winkelmesser und Zirkel exakt möglich. Die von Gutmann (1982) angegebenen Parameter sind zu berücksichtigen.

Halswirbelsäule (a.-p.)

Hauptbezugspunkte sind die Kondylen und die Kondylensenkrechte. Der Abstand der Massa lateralis vom Dens epistrophei interessiert zunächst nicht.

Unter normalen Bedingungen, wobei Asymmetrien und anatomisch-morphologische Varianten zu berücksichtigen sind, werden die folgenden Parameter gemessen:

- Kondylen des Okziputs und der Unterkante des Atlas laufen parallel.
- Länge und Neigungswinkel der Atlas-Axis-Gelenkflächen müssen symmetrisch sein.

- Die inneren Begrenzungen der Bogenwurzel müssen senkrecht unter dem lateralen Rand des Foramen occipitale magnum stehen.
- Das Foramen costotransversarium muß beiderseits in der Axis gleich gut zu sehen sein.
- Kondylen-Atlas-Gelenkflächen müssen gleiche Formen und Längen haben.

Halswirbelsäule (seitlich)

- Die Spitze des Dens epistrophei muß sich unter dem Clivus befinden.
- Die Spitze des Dens darf nicht weiter als 2 cm über die McGregor-Linie ragen; wenn mehr, handelt es sich um eine basilare Impression (McGregor: Unterrand harter Gaumen - Hinterhauptschuppe).
- Die Gelenkflächen von Dens und vorderem Atlasbogen müssen parallel laufen.
- Der hintere Atlasbogen steht in der Mitte zwischen Okziput und C2.
- Vorder- und Hinterkanten der Wirbelkörper bilden einen harmonischen Bogen.
- Der äußere Gehörgang soll nicht vor der Vorderkante des 7. Halswirbelkörpers liegen.

Lenden-Becken-Hüft-Region (a.-p.)

- Das Kopflot befindet sich in der Plattenmitte,
- Hüftkopf und Beckenkammlinie liegen horizontal.

Lenden-Becken-Hüft-Region (seitlich)

- Das Kopflot liegt in der Plattenmitte,
- die Hüftkonturen überlagern sich,
- der thorakolumbale Übergang steht hinter dem lumbosakralen Übergang.

Die pathologischen Befunde werden im Rahmen dieses Buches nicht beschrieben. Es sei auf das Buch von Gutmann: „Funktionelle Pathologie und Klinik der Wirbelsäule" (1982) hingewiesen.

Kollegen die gutachterlich tätig sind, sei unbedingt das Studium des Büchleins von Arlen (1979) „Biometrische Röntgenfunktionsdiagnostik an der Halswirbelsäule" empfohlen.

Es bietet wenigstens in der einen Bewegungsebene der Halswirbelsäule, der sagittalen, die Möglichkeit, Funktionsstörungen im Sinne der Hypomobilität und Hypermobilität zu objektivieren und zu dokumentieren.

4.6 Manuelle Untersuchung der Extremitätengelenke

Die Extremitätengelenke werden zunächst in der üblichen Weise durch Inspektion, Palpation, aktive und passive Bewegungsprüfung untersucht. Falls angezeigt, werden Labortests und Röntgenaufnahmen veranlaßt.

Die spezifische manuelle Untersuchung der Extremitätengelenke besteht aus Prüfung

- des Gelenkspiels und des Endgefühls (s. S. 30),
- des Kapselmusters (s. unten),
- des muskulären Gleichgewichts (s. S. 61).

Das Gelenkspiel

Zunächst wird die Elastizität des Kapselbandapparats durch Traktion (s. S. 67) in Neutralstellung geprüft. Sie ist bei einer Blockierung vermindert oder aufgehoben.

Dem folgt ein translatorisches Austasten des Gelenks parallel zur Tangentialebene in allen Richtungen unter gleichzeitiger Beurteilung des *Endgefühls*. Eine genaue Kenntnis von Form, Bewegungsachsen und Bewegungsausmaß eines jeden Gelenks ist Voraussetzung für eine exakte Diagnostik. Wegen der starken individuellen Schwankungen des Bewegungsausmaßes ist oft eine Überprüfung der Gegenseite erforderlich.

Normalerweise tasten wir am Ende einer translatorischen Bewegung einen weichen Anschlag, der noch etwas weiter gefedert werden kann. Bei der Blockierung eines Gelenks fühlen wir am Ende der gestörten Bewegungsrichtung einen festelastischen Anschlag, der nicht weiter gefedert werden kann.

Bei der mehrfachen Wiederholung der Traktion und der translatorischen Gleitbewegung gegen den pathologischen Anschlag (s. S. 28) fühlen wir ein allmähliches Nachlassen des Widerstands. Der diagnostische Handgriff geht also nahtlos in den therapeutischen über. Die so herbeigeführte passive Mobilisation (s. S. 67) wird so lange wiederholt, bis die Gelenkfunktion wieder hergestellt oder wenigstens wesentlich verbessert ist.

Durch die Wiederherstellung des Gelenkspiels wird die Blockierung des Gelenks behoben.

Im Unterschied zu den allgemein üblichen Behandlungstechniken arbeitet der in Manueller Medizin ausgebildete Therapeut nicht direkt gegen die Sperre der angulären Funktionsbewegung. Er behandelt primär die stets gleichzeitig bestehende Einschränkung der translatorischen Gleitbewegung. Eine Verbesserung der translatorischen Gleitbewegung um wenige Millimeter bewirkt eine Verbesserung der angulären Bewegung um Zentimeter. Hierin liegt eines der Geheimnisse des Erfolgs der Manuellen Medizin.

Das Kapselmuster

Bei der Blockierung eines Gelenkes ist nicht nur das Gelenkspiel beeinträchtigt, sondern auch die anguläre Bewegung in Winkelgraden meßbar behindert. Die Reihenfolge der Bewegungseinschränkung in die verschiedenen möglichen Richtungen erfolgt bei jedem Gelenk nach einer bestimmten Gesetzmäßigkeit, welche Cyriax (1969) als das Kapselmuster beschrieben hat. Entspricht die Bewegungseinschränkung eines Gelenkes nicht dem Kapselmuster, so liegt eine andere, nicht der manuellen Therapie zugängliche Erkrankung vor, z. B. ein Trauma, ein entzündlicher Prozeß oder ein freier Gelenkkörper, oder es handelt sich um eine extraartikuläre Ursache.

Das Kapselmuster finden wir nur bei Gelenken, welche von Muskeln geführt werden. Z. B. gibt es am Acromio-Claviculargelenk und Sacroiliacalgelenk kein Kapselmuster (Winkel et al., 1985).

Das Kapselmuster einiger Extremitätengelenke:

- Schulter: Außenrotation - Abduktion - Innenrotation.
- Ellenbogen: Flexion - Extension.
- Handgelenk: Gleichmäßige Einschränkung von Flexion und Extension. Karpometakarpalgelenk I: Abduktion und Extension in gleicher Weise, Flexion frei.
- Daumen- und Fingergelenke: Flexion - Extension.
- Hüftgelenk: Innenrotation - Extension - Abduktion - Außenrotation.
- Kniegelenk: Starke Einschränkung der Flexion (z. B. 90°) - leichte Einschränkung der Flexion (z. B. 5 oder 10°). Die Rotation ist nur bei starker Behinderung der Flexion - Extension eingeschränkt.
- Oberes Sprunggelenk: Plantarflexion - Dorsalflexion (wenn keine Verkürzung der Wadenmuskulatur vorliegt).
- Unteres Sprunggelenk: Valgus - Varusbewegung.
- Tarsometatarsalgelenk: Dorsalflexion - Plantarflexion - Adduktion - Innenrotation. Abduktion und Außenrotation bleiben frei.
- Metatarsophalangealgelenk I: Extension (z. B. 60-80°) - Flexion (z. B. 10-20°).
- Die anderen 4 M.-P.-Gelenke: Flexion im Grundgelenk, Extension in den Interphalangealgelenken.

Die Einschränkung der Bewegung tritt zunächst in der in obiger Aufzählung erstgenannten Richtung auf und ist hier am frühesten erkennbar. So gehen z. B. beim Schultergelenk zunächst Außenrotation, dann Abduktion und schließlich die Innenrotation verloren. Die Gelenkfunktion normalisiert sich in umgekehrter Reihenfolge, erst die Innenrotation, dann die Abduktion und zum Schluß die Außenrotation. Der Erfolg einer Therapie kann hieran abgelesen werden.

Das muskuläre Gleichgewicht

Zur speziellen manuellen Untersuchung eines jeden Gelenks gehört die Überprüfung der Muskelfunktion. Dabei kommt es uns nicht nur darauf an, Kraft und Funktion einzelner Muskeln und Muskelgruppen zu untersuchen, sondern Störungen des muskulären Gleichgewichts und der muskulären Koordination zu erkennen.

Wir gehen davon aus, daß es 2 Arten von Muskelgruppen gibt: die *phasischen* und die *tonischen* Muskeln (Tabelle 2).

Die phasischen Muskeln bestehen überwiegend aus rasch reagierenden Muskelfasern. Sie ermüden schneller, erholen sich langsamer und neigen bei Störungen zur Abschwächung. Die tonischen oder posturischen Muskeln (Abb. 54) bestehen überwiegend aus langsam reagierenden Muskelfasern. Sie ermüden langsamer, erholen sich rascher und neigen bei Störungen zu Verkürzungen.

So verursacht eine Verkürzung des M. ilio psoas und eine Abschwächung der Glutealmuskulatur eine Streckhemmung im Hüftgelenk. Die gleichzeitige Hyperlordosierung bedingt eine höhere Störanfälligkeit der Lendenwirbelsäule.

Eine Verkürzung des M. pectoralis major behindert die Elevation des Schultergelenks, bei häufig gleichzeitig bestehender Abschwächung der Mm. rhomboidei

Tabelle 2. Phasische und tonische Muskeln

Posturale Muskulatur ermüdet langsam, aktiviert sich leicht, neigt zur Verkürzung	Phasische Muskulatur Ermüdet rasch, aktiviert sich langsam, neigt zur Atrophie
M. triceps surae M. rectus femoris M. tensor fasciae latae M. sartorius M. biceps femoris M. semitendinosus M. semimembranosus Kurze Adduktoren des Oberschenkels	M. tibialis anterior M. vastus lateralis M. vastus medialis M. glutaeus maximus Lange Adduktoren des Oberschenkels M. glutaeus medius
M. ilio psoas M. piriformis Rückenstrecker M. quadratus luborum M. pectoralis major (sternales Anteil)	 Gerade und schräge Bauchmuskeln M. rhomboideus M. serratus anterior
Oberer Trapeziusanteil M. levator scapulae Mm. scaleni M. sternocleidomastoideus Flexoren der Hand	Mittlerer und unterer Trapeziusanteil M. longus colli et capitis M. omothyrohyoideus Kleine Hand- und Fußmuskulatur

kommt es zu chronischen Schulter-Nacken-Armbeschwerden. Beide Beispiele sind bewußt vereinfacht gehalten, meist sind ganze Muskelketten gestört (Abb. 55).

Diagnostiziert werden diese Funktionsstörungen durch Längentestung der tonischen und Krafttestung der phasischen Muskeln, wie es Janda (1976) in seinem Buch „Muskelfunktionsdiagnostik" darstellt.

Die Störung des muskulären Gleichgewichts ist eine Folge der mangelnden Anpassung des Haltungs- und Bewegungsapparats an unsere zivilisierte Lebensweise mit zuviel Sitzen, Fehlhaltungen im Alltag und am Arbeitsplatz sowie falsches Training bei Sportlern. In der täglichen Praxis ist sie *eine der Hauptursachen* von chronischen Beschwerden am Haltungs- und Bewegungsapparat, nicht nur an den Extremitäten, sondern vor allem im Schulter-Nacken- und Lenden-Becken-Hüftbereich. Sie kann oft schon bei Kindern beobachtet werden.

Arthrogene und muskuläre Störungen können sich gegenseitig bedingen. Beide müssen erkannt und gemäß ihrem Stellenwert behandelt werden, wenn das Ziel der Wiederherstellung der Gesamtfunktion des Haltungs- und Bewegungsapparats erreicht werden soll.

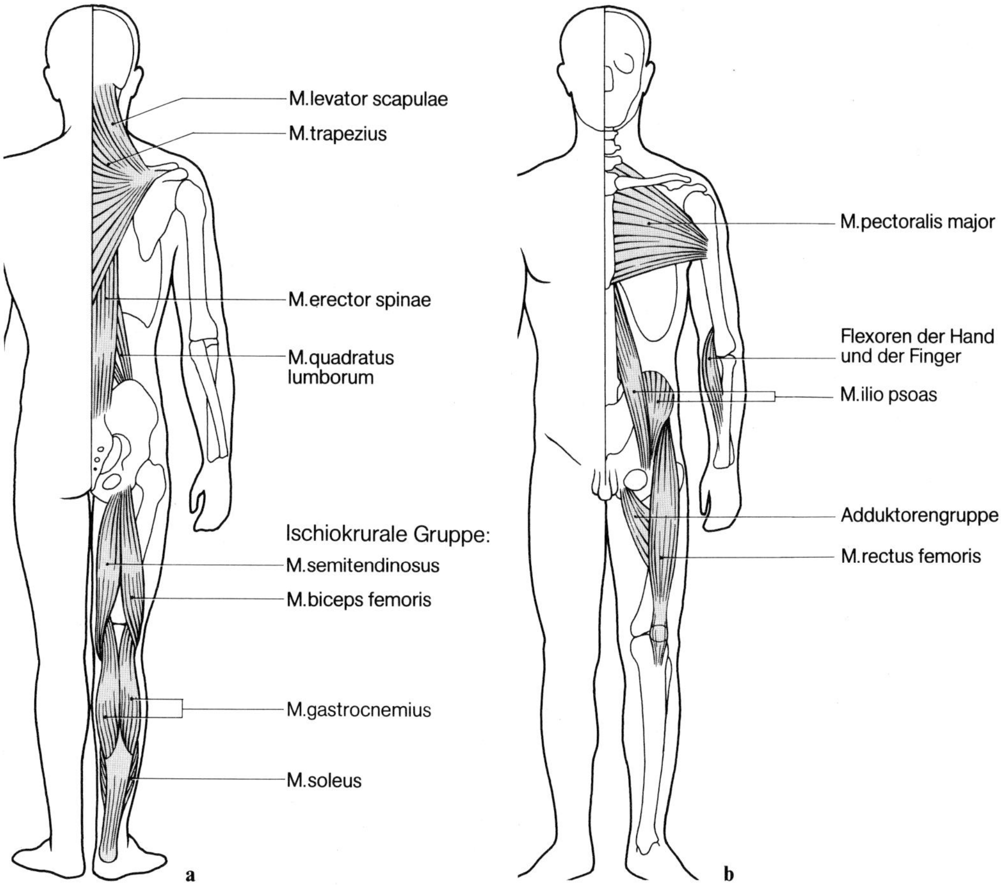

Abb. 54. Häufig verkürzte tonische Muskeln. (Nach Janda 1970)

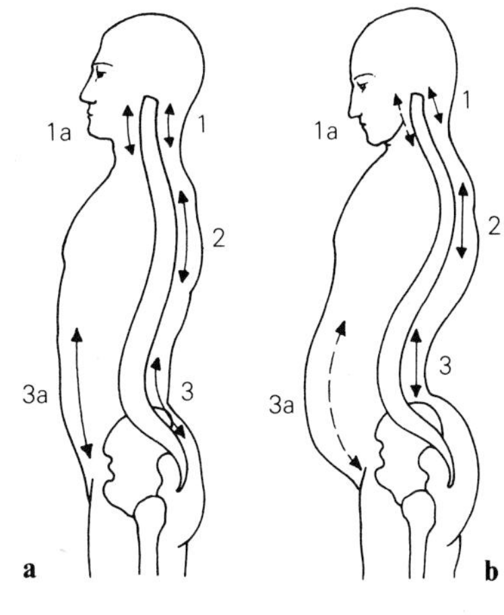

Abb. 55. a Muskuläres Gleichgewicht. *1* Zervikale Streckmuskeln; *1a* Zervikale Beugemuskeln; *2* Dorsale Streckmuskeln; *3* Lumbale Streckmuskeln; *3a* Abdominale Beugemuskeln. **b** Gestörtes muskuläres Gleichgewicht. *1, 2, 3* Erhöhter Tonus (Spannungszustand) der Streckmuskulatur; *1a, 3a* Abschwächung der Beugemuskulatur. (Nach Huguenin)

5 Manuelle Therapie

Manuelle Therapie

Diagnose:
Blockierung
↓
Kontraindikation 6.1–6.7 → ja → andere Behandlung
↓
nein
↓
Probezug → Schmerz → Überprüfung der Diagnose
↓
toleriert
↓
Wahl der Behandlungstechnik

	Manipulation (mit Impuls)	**Mobilisation**		**Andere**
	passiv	aktiv	passiv	
direkt	Impuls 5.3	MET 5.2.2.1 Blickwendetechnik 5.2.2.2 Atemtechnik 5.2.2.3	Gleitmobilisation 5.2.1	Weichteiltechniken 5.1 Neutralpunkttechnik 5.2.2.4
indirekt	Impuls 5.3	MET 5.2.2.1 Blickwendetechnik 5.2.2.2 Atemtechnik 5.2.2.3	Traktion 5.2.1 Gleitmobilisation 5.2.1	

Die manuelle Therapie umfaßt die manuellen Behandlungstechniken, die zur Behebung reversibler Funktionsstörungen an Wirbelsäule und Extremitäten dienen.

Sie erfordert eine enge Zusammenarbeit von Arzt, Krankengymnast/in und Patient. Der Arzt stellt die Diagnose, erarbeitet den Therapieplan und führt die auf seinem Gebiet erforderlichen Maßnahmen durch.

In Zusammenarbeit mit dem Arzt können entsprechend ausgebildete Krankengymnasten/innen Weichteil- und Mobilisationstechniken durchführen. Vor allem der in den letzten Jahren zunehmende Einsatz von Muskelinhibitions- und Fazilitationstechniken in der Manuellen Medizin hat das Aufgabengebiet der Krankengymnastik wesentlich erweitert.

Fehlhaltungen und Störungen des muskulären Gleichgewichts am Haltungs- und Bewegungsapparat zählen zu den häufigsten Ursachen von Funktionsstörungen an den Gelenken. Eine kausale Therapie ist also oft nur in Verbindung mit Krankengymnastik möglich. Der Patient muß geschult werden, im Alltag und am Arbeitsplatz eine optimale Haltung einzunehmen. Außerdem muß er ein Übungsprogramm erlernen und regelmäßig täglich selbst durchführen, um die Funktion seines Haltungs- und Bewegungsapparats zu verbessern und zu erhalten.

Durch die Zusammenarbeit von Arzt, Krankengymnast/in und Patient wird das Ziel einer Gesamtrehabilitation angestrebt.

> Sämtliche *Manipulationstechniken* dürfen *nur von Ärzten* durchgeführt werden! Nur derjenige kann die Verantwortung für einen manipulativen Handgriff übernehmen, der unter Berücksichtigung des gesamten medizinischen Aspekts des augenblicklichen Krankheitszustands die Indikation persönlich gestellt hat. Darum ist der „Handgriff" eine echte ärztliche Handlung, die nicht im Auftrag vergeben werden kann!

Die manuelle Therapie ist keine „Pack- und Knackmethode". Sie besitzt ein ganzes Arsenal von differenzierten Techniken, die je nach Indikation eingesetzt werden. Es gibt:

1) Weichteiltechniken
2) Mobilisationstechniken
   a) passiv
   b) aktiv
   - Muskelenergietechnik
   - Blickwendetechnik
   - Atemtechnik
   - Neutralpunkttechnik (engl.: functional technique)
3) Manipulationstechniken
   (Mobilisation mit Impuls)

Das Ziel aller dieser Behandlungstechniken ist, die Blockierung zu lösen und die normale Gelenkbeweglichkeit wieder herzustellen.

Die Behandlung kann gegen die Barriere - direkt - oder von ihr weg - indirekt - erfolgen (Abb. 56a, b). Im letzteren Falle wird über die reziproke Hemmung gearbeitet. Zieht man einen Vergleich aus der Technik, so kann die indirekte Methode mit dem Lösen eines Schnapprollos verglichen werden.

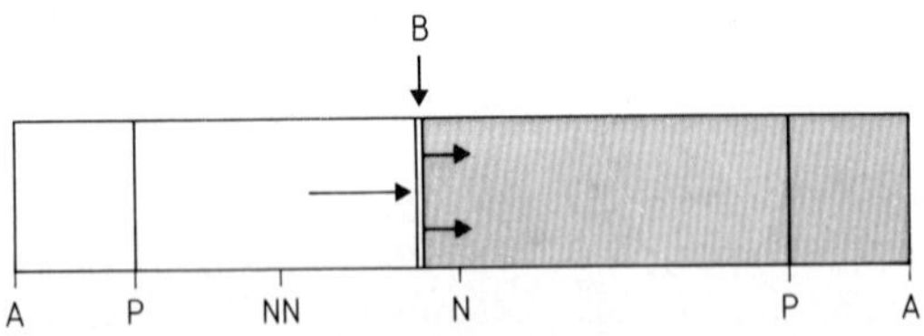

Abb. 56a. Direktes Angehen der Blockierung

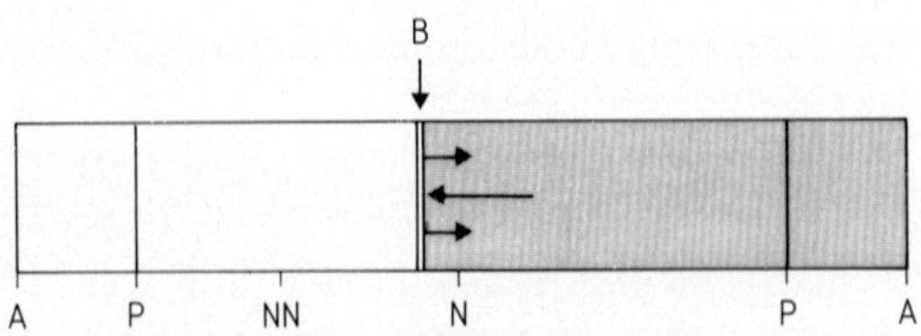

Abb. 56b. Indirektes Angehen der Blockierung
B = patholog. Anschlag (Barriere der Blockierung)
A = anatomischer Anschlag
p = physiologischer Anschlag
N = Neutralpunkt
NN = neuer Neutralpunkt
gerastert = Bewegungsverlust

5.1 Weichteiltechniken

Jeder, der die manuelle Therapie erlernen will, muß sich zunächst gründlich mit den Weichteiltechniken befassen. Sie vermitteln auch das für die erfolgreiche Behandlung unbedingt erforderliche „Gewebsgefühl".

Die dem blockierten Gelenk zugeordnete Muskulatur wird durch langsame Quer- oder Längsdehnungen entspannt, das verquollene Bindegewebe gelöst. Zu den Weichteiltechniken gehört auch die „deep friction" nach Cyriax. Es gibt Fälle, in denen nur durch diese Vorbereitung eine Mobilisation oder Manipulation möglich wird.

Diese Behandlung kann durch krankengymnastische Übungen, Elektrotherapie, das Setzen von Hautreizen oder anderen physikalischen Maßnahmen unterstützt werden.

5.2 Mobilisationstechniken

Wir unterscheiden zwischen passiven, vom Behandler allein geführten, und aktiven Mobilisationstechniken, bei denen der Patient zur Mitarbeit (Muskelanspannung, Atembewegung, Blickwendung) aufgefordert wird.

5.2.1 Passive Mobilisation

Die passive Mobilisation wird parallel oder senkrecht zur Tangentialebene des Gelenks aus seiner Neutralstellung heraus durchgeführt. In der Neutralstellung ist die Gelenkkapsel maximal entspannt und besitzt ihren größten Rauminhalt.

Der eine Gelenkpartner wird fixiert, der andere mobilisiert. Beide werden möglichst dicht am Gelenkspalt gefaßt.

Die passive Mobilisationsbehandlung beginnt mit der *Traktion* senkrecht zur Tangentialebene des Gelenks. Sie ist auch bei schmerzenden Gelenken schmerzfrei möglich. Neben einer Verbesserung der Gelenkbeweglichkeit bewirkt sie eine Hemmung der Schmerzempfindung. Nach Derbolowsky (1976) unterscheiden wir 3 Traktionsstufen:

1) Lösen,
2) Straffen,
3) Dehnen.

Stufe 1: Unter *Lösen* verstehen wir einen sanften Zug am Gelenk, der eben den Gelenkbinnendruck neutralisiert, ohne eine Vergrößerung der Distanz der Gelenkflächen zu bewirken.

Stufe 2: Eine weitere Distraktion der Gelenkpartner entlang der Longitudinalachse bewirkt eine Anspannung des Kapselapparats ohne diesen zu dehnen, den „slack herausnehmen". Das *Straffen* ist nicht nur die unabdingbare Voraussetzung der Gelenkdehnung, sondern dient auch der Schmerzlinderung. Diese Behandlungstechnik kann also auch dort eingesetzt werden, wo andere manuelle Techniken wegen starker Schmerzen nicht möglich sind.

Stufe 3: Hier werden die Weichteile mit etwas größerer Kraft *gedehnt.* Die Mobilisation erfolgt in ruhigen, rhythmischen Distraktionsbewegungen und wird 8- bis 10mal wiederholt. Im Rhythmus lösen - straffen - dehnen - halten - halten - halten - etwas nachgeben (bis Stufe 2, nicht bis zur Neutralstellung) - straffen - dehnen - usw.

Falls indiziert, kann nach Vorbereitung durch Lösen und Straffen das Gelenk aus der gleichen Stellung heraus manipuliert werden (s. S. 73).

Die *Gleitmobilisation* erfolgt entlang der Tangentialebene des Gelenks. Gleichzeitig wird eine leichte Traktion ausgeübt, die den Gelenkbinnendruck neutralisiert. Der Kapselbandapparat darf nicht so weit gestrafft werden wie bei der Traktion, um die Gleitbewegung nicht zu sperren. Der Behandler arbeitet nun gegen den pathologischen Anschlag, den er vorher durch Prüfung des Gelenkspiels gefunden hat. Sollte diese Bewegungsrichtung schmerzhaft sein, so kann auch hier entgegengesetzt in die freie Richtung gearbeitet werden (Abb. 57).

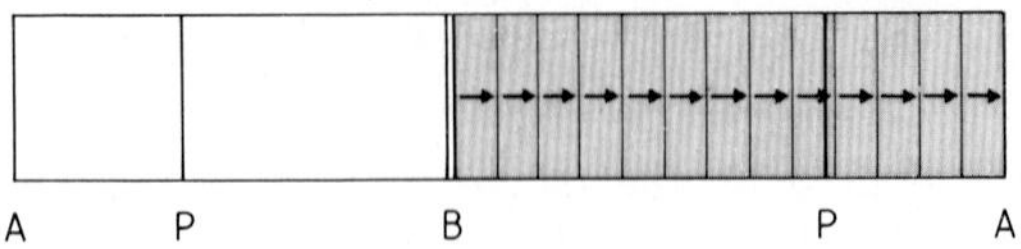

Abb. 57. Schrittweises Freibahnen eines Gelenkes durch Mobilisation

Nach 8–10 Mobilisationen werden das Gelenkspiel und die anguläre Bewegung überprüft. Ist keine Besserung des Befunds eingetreten, muß die Indikation noch einmal überprüft werden.

Konvex-Konkav-Regel (Kaltenborn 1976)

Wenn eine anguläre Bewegung in eine Richtung erfolgt, so ist das zugehörige Rollen in allen Gelenken immer gleichsinnig. Jedoch das zugehörige translatorische Gleiten ist

1) gegensinnig, wenn die sich bewegende Gelenkfläche konvex ist und
2) gleichsinnig, wenn die sich bewegende Gelenkfläche konkav ist.

Der Therapeut muß also wissen, ob die zu bewegende Gelenkfläche konvex oder konkav ist, weil hiervon die Richtung, in der die Gleitmobilisation erfolgen soll, abhängt. Im ersteren Falle befindet sich der Drehpunkt vor dem Gelenkspalt, im letzteren dahinter. Dazu folgende Beispiele (Abb. 58):

In beiden Beispielen ist der linke Gelenkpartner fixiert, während der rechte bewegt wird. Wenn nun die Knochenbewegung aktiv nach oben erfolgt, so verläuft die zugehörige Gleitbewegung in den Beispielen

1) nach unten, wenn die Gelenkfläche konvex ist und
2) nach oben, wenn die Gelenkfläche konkav ist.

Die passive Mobilisationsbehandlung ist auf alle Gelenke anwendbar, bei denen eine reversible Funktionsstörung im Sinne der Bewegungseinschränkung vorliegt. Komplikationen sind nicht möglich, wenn das Grundgesetz einer jeden manuellen Behandlung, nämlich das der Schmerzfreiheit, beachtet wird. Hauptdomäne der

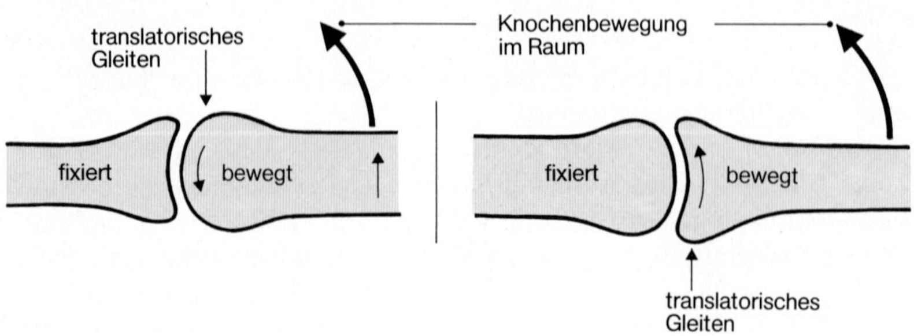

Abb. 58. Die Konvex-Konkav-Regel. (Nach Kaltenborn 1976)

passiven Mobilisationsbehandlung in der täglichen Praxis ist das Freibahnen von Extremitätengelenken. Jeder Behandler wird immer wieder erstaunt sein, wie rasch es ihm gelingt, im Vergleich zu anderen krankengymnastischen Behandlungstechniken, die Funktionsfähigkeit eines Gelenks wieder herzustellen.

5.2.2 Aktive Mobilisation

Die aktiven Mobilisationstechniken sind erst in den vergangenen Jahren entwickelt worden und haben seither zunehmend an Bedeutung gewonnen. Sie werden am erfolgreichsten dann angewandt, wenn es sich um sehr ängstliche Patienten handelt, wenn über starke Schmerzen geklagt wird oder ein schlechter Allgemeinzustand vorliegt. Bisher sind noch keine Komplikationen bekannt geworden. Die aktiven Mobilisationstechniken können in vielen Fällen an die Stelle der passiven Mobilisation oder Manipulation treten, aber diese nicht immer ersetzen.

5.2.2.1 Muskelenergietechnik

Die Muskelenergietechnik (MET) wurde von F. Mitchell sen. (Mitchell jun. et al. 1979) Anfang der 60er Jahre entwickelt. Sie ist eine manuelle Behandlungstechnik, bei der die Mobilisationskraft nicht wie bei den passiven Mobilisationen vom Behandler, sondern vom Patienten erzeugt wird. Voraussetzung für die Wirksamkeit der Methode ist die exakte Einstellung des blockierten Gelenks an seinen pathologischen Anschlag und die richtige Führung des Patienten in bezug auf Richtung und Dosierung der Mobilisationskraft.

Die MET ist auf alle Gelenke anwendbar. Das technische Vorgehen wird am Beispiel der Behandlung eines Wirbelbogengelenks beschrieben:

1) Exakte Diagnose: Neben der Bestimmung der Höhe des Segments muß die genaue Richtung der Störung in 3 Ebenen, wie Beugung, Rotation und Seitneigung ertastet werden.
2) Exakte Lagerung des Patienten: Ober- und unterhalb des zu behandelnden Segments wird die Wirbelsäule verriegelt. Das blockierte Segment muß in allen 3 Richtungen der ertasteten Bewegungsstörung an den pathologischen Anschlag herbeigeführt werden. Der Gewebsbefund über dem segmentalen Irritationspunkt gibt Auskunft, ob das Ziel erreicht ist (Zunahme der Spannung, Verquellung und Druckschmerzhaftigkeit). Es ist sehr wichtig, daß der Patient nicht hart oder ruckartig an den pathologischen Anschlag herangeführt wird, er darf nur angeschmiegt werden („to nudge").
3) Der Patient wird aufgefordert, genau in Richtung des dreidimensional eingestellten pathologischen Anschlags einen leichten Gegendruck zu geben. Der Behandler gibt einen festen, nicht nachgebenden Widerstand.
   Ausschlaggebend ist die richtige Führung des Patienten in bezug auf
   - Ausmaß der von ihm aufzuwendenden Kraft (man fordert von ihm je nach Gelenk 50 p oder 500 p Druck),
   - die Richtung der Kraft,
   - die Dauer der Kraftausübung (z. B. 5 s).

Der Behandler muß seinen Finger (Monitor) über dem zu behandelnden Gelenk ruhen lassen, damit er die eintretenden Veränderungen fühlen und kontrollieren kann.

4) Der Patient wird aufgefordert, sich vollständig zu entspannen, er bleibt aber wie bisher gelagert.
5) Durch die nun eintretende postisometrische Muskelentspannung, welche 10–30 s dauern kann (Lewit 1985), gewinnt das Gelenk an Beweglichkeit. Der pathologische Anschlag bewegt sich in Richtung des physiologischen Anschlags. Der Patient wird vom Behandler an den neuen Anschlag herangeführt, indem er der nachlassenden Gewebsspannung nachfolgt. Es darf nicht geschoben, gedrückt oder gestoßen werden.
6) Der in den Punkten 1–5 beschriebene Vorgang wird 2- bis 3mal, je nach Ansprechen der Behandlung wiederholt.
7) Nachtesten, evtl. das Ganze noch einmal wiederholen.

Sollte die Behandlung direkt gegen die Barriere schmerzhaft sein, so kann auch indirekt, von der Barriere hinweg, behandelt werden. Der Patient muß aber in jedem Fall an der Barriere eingestellt bleiben.

Die Hauptfehler bei der Anwendung der MET sind von seiten des Behandlers:
1) zu heftiges Angehen des pathologischen Anschlags, man darf sich nur anschmiegen;
2) Richtung und Ausmaß der Kraft und Gegenkraft stimmt nicht;
3) keine ausreichende Pause zwischen den einzelnen Anspannungen, zu schnelles Vorgehen.

Von seiten des Patienten:
1) zu starker Widerstand;
2) falsche Richtung;
3) zu rasches, ruckartiges Nachgeben nach der Anspannung.

Die ganze Behandlung muß ruhig, fließend und ohne Nervosität verlaufen. Es darf nicht geruckt werden, weder von seiten des Behandlers noch von seiten des Patienten. Immer wiederholtes Grundprinzip: Bleibe im Gleichgewicht (Patient und Behandler) – Exakte Einstellung – Exaktes, weiches an die Barriere gehen!

Lewit u. Gaymans haben ein System zur Selbstbehandlung über die Muskelenergietechnik beschrieben (Lewit u. Gaymans 1980; Lewit 1985).

Die bisherigen Ausführungen haben die Anwendung der MET zur aktiven Gelenkmobilisation gezeigt. Schon Mitchell faßte den Begriff jedoch weiter und wendete ihn nicht nur auf die Behandlung von arthrogenen, sondern auch muskulären Bewegungseinschränkungen der Gelenke an. Zur Wiederherstellung der Gesamtfunktion des Haltungs- und Bewegungsapparats genügt es nicht, die arthrogene Dysfunktion zu behandeln. Wenigstens genauso wichtig ist die Beseitigung einer evtl. gleichzeitig bestehenden muskulären Inkoordination. Diese wird verursacht durch eine Abschwächung der phasischen und eine Verkürzung der posturischen Muskelgruppen (s. S. 62). Die Kräftigung der abgeschwächten Muskeln wird durch isotonische und vor allem durch isometrische Übungen erreicht. Die Behandlung der verkürzten Muskeln erfolgt durch Dehnlagerungen oder

Dehnhaltungen (Anderson 1982) sowie durch Dehnung in der postisometrischen Relaxationsphase (Janda 1970; Hamberg u. Evjenth 1982; Lewit 1985).

Nach Janda hat die Dehnung der verkürzten Muskulatur Priorität vor einem Training der abgeschwächten Muskulatur; oft erhole sich die abgeschwächte Muskulatur von selbst, sobald die verkürzte gedehnt sei.

Dehnen kommt vor Kräftigen!

Nicht vergessen: Vor jeder muskulären Störung muß die arthrogene Störung (Blokkierung) behandelt werden.

Wir stellen zusammenfassend fest:

Die Muskelenergietechnik dient dazu, die Gesamtbeweglichkeit des Haltungs- und Bewegungsapparats im muskulären Gleichgewicht zu normalisieren durch:

- Lösung von Blockierungen der Gelenke,
- Dehnung verkürzter und
- Kräftigung abgeschwächter Muskelgruppen.

Anmerkung: Bezüglich der Bezeichnung „Muskelenergietechnik hat es in der Literatur in Hinblick auf die Nomenklatur einige Verwirrungen gegeben. Lewit (1985) nennt die MET postisometrische Relaxation (PIR). Die Schweizer Schule bezeichnet die MET als neuromuskuläre Therapie (NMT). Wir sind der Auffassung, daß die Behandlungsmethode den vom ursprünglichen Autor gegebenen Namen behalten sollte.

5.2.2.2 Blickwendetechnik (Gaymans 1978)

Jede Augenbewegung induziert eine Mitbewegung des Kopfes und der Wirbelsäule. Wenn man z. B. in Neutralhaltung von Wirbelsäule und Kopf die Kuppen beider Zeigefinger auf die beiden Querfortsätze des eigenen Atlas legt, mit den Augen nach oben und nach unten blickt, ohne den Kopf zu bewegen, so fühlt man eine leichte Mitbewegung des Atlas, entsprechend der Augenbewegung.

Die Blickwendetechnik eignet sich besonders für Behandlungen im Bereich der Halswirbelsäule. Wir führen das blockierte Gelenk in den 3 Ebenen - wie bei der Muskelenergietechnik beschrieben - an den pathologischen Anschlag. Eine Hand fixiert den Wirbel unterhalb der Blockierung und kontrolliert laufend den Gewebsbefund. Die andere Hand fixiert mit leichtem Fingerdruck den Kopf des Patienten, genau entgegen der pathologischen Barriere (auch die indirekte Methode ist möglich). Die Einstellung in den 3 Ebenen muß ganz exakt erfolgen. Die über dem blockierten Wirbel ruhende Hand erkennt am Gewebsbefund, z. B. einer Zunahme der Verspannung der autochthonen Muskulatur, ob die richtige Einstellung erfolgt ist.

Nun wird der Patient aufgefordert, seinen Blick tangential zur Ebene des blokkierten Gelenks zu wenden. Als Richtungshilfe können dem Patienten die Ziffern des Uhrblatts angegeben werden. Beim Blick in Richtung der Blockierung fühlt der tastende Finger über dem Gelenk eine Zunahme des Gewebsbefunds - beim Wegsehen von der Blockierung fühlt der Finger eine Abnahme. Dieser Vorgang wird etwa im 5-s-Rhythmus 3- bis 4mal wiederholt und dann das Ergebnis der Behandlung überprüft.

Mit der Blickwendetechnik gelingt es, auf schonendste Weise viele Blockierungen zu lösen oder wenigstens so weit zu bessern, daß eine Manipulation mit leichtester Hand durchgeführt werden kann.

5.2.2.3 Atemtechnik

Der Tonus der Muskulatur ändert sich synchron mit der Atmung. Die willkürliche Atembewegung wird deshalb als unterstützende Technik bei allen Arten von Mobilisationsbehandlungen und der Manipulation eingesetzt.

Die Zunahme des Tonus der Muskulatur beim tiefen Einatmen kann ausreichen, um ein exakt an der Barriere eingestelltes Gelenk zu mobilisieren. Die Entspannung des Patienten im Moment der tiefen Ausatmung wird beim Manipulationsimpuls ausgenutzt.

Neben einer Tonusänderung der Muskulatur bewirkt die Atembewegung auch eine Änderung der Körperhaltung. Bei Einatmung richten sich die physiologischen Wirbelsäulenkrümmungen auf, bei Ausatmung verstärken sie sich, die Extremitäten rotieren entsprechend etwas nach außen und nach innen. Auch diese Bewegung kann zur Mobilisation blockierter Gelenke eingesetzt werden.

5.2.2.4 Neutralpunkttechnik

Diese Behandlungsmethode erfordert ein völliges Umdenken gegenüber dem bisher geschilderten. Hier wird nicht ein pathologischer Anschlag aufgesucht und überwunden, sondern derjenige Punkt eingestellt, an dem die bei einer Blockierung immer auftretende lokale Gewebsverspannung (Bindegewebszone, lokale segmentale Irritationszone) am geringsten ist.

Wir beobachten dieses Phänomen z. B. bei der Schonhaltung eines entzündeten Gelenks. Bei einer Coxitis wird das Hüftgelenk in leichter Abduktion, Außenrotation und Beugung gehalten. Es befindet sich jetzt im Neutralpunkt seiner Beweglichkeit, die Gelenkkapsel und sämtliche zum Gelenk gehörenden Muskeln sind optimal entspannt.

Ein blockiertes Gelenk, dem ein Teil seiner Beweglichkeit verloren gegangen ist, hat seinen ursprünglichen Neutralpunkt (s. Abb. 56) verloren, seine Muskulatur ist entsprechend der Richtung der Bewegungseinschränkung verspannt. Es ist die Aufgabe des Behandlers durch eine subtile manuelle Untersuchung den Neutralpunkt des verbliebenen Bewegungsraumes zu finden. Dieses geht so vor sich:

Der Patient sitzt möglichst entspannt in Neutralhaltung. Die Untersuchung der Hals- und oberen Brustwirbelsäule ist auch in Rückenlage möglich. Der Behandler legt eine Hand als Monitor ganz leicht über das Gewebe des blockierten Gelenks und prüft ständig dessen Widerstand. Dieser ändert sich durch ganz feines, kaum merkbares Bewegen des Patienten. Bewegen wir den Patienten zur Blockierung hin, nimmt der Gewebswiderstand zu, bewegen wir ihn von der Blokkierung weg, nimmt er ab. Wir suchen in allen 3 angulären Bewegungsebenen die Einstellung auf, bei der der Gewebswiderstand am geringsten ist. Dann folgt die Einstellung auf den geringsten Widerstand der translatorischen Bewegungsebenen

(s. Abb. 14). Schließlich wird geprüft, ob die Gewebsspannung bei tiefer Ein- oder Ausatmung am niedrigsten ist. Diese Untersuchungstechnik erfordert ein großes Feingefühl und viel Übung. Auch sie kann nur unter Anleitung erlernt werden.

Sobald wir auf die beschriebene Weise den Ort des geringsten Gewebswiderstands gefunden haben, wird der Patient in dieser Stellung, möglichst auch Atemstellung, 60-90 s gehalten. Die zum Gelenk gehörende Muskulatur entspannt sich, und das Gelenk gewinnt an Beweglichkeit. Dann wird der neue Neutralpunkt aufgesucht und das Vorgehen 3- bis 4mal wiederholt.

Es ist immer wieder erstaunlich, zu beobachten, wie durch diese Behandlung, bei der eigentlich „nichts" geschieht, ein großer Teil der Blockierungen dahinschmilzt. Auch mancher Patient, der an eine Manipulationsbehandlung mit knakkendem Geräusch gewöhnt ist, kann zunächst enttäuscht sein - erst der Erfolg der Behandlung wird ihn überzeugen.

Die Neutralpunktmethode ist besonders geeignet für sehr ängstliche Patienten, sehr akute Fälle und für Patienten in schlechtem Allgemeinzustand. Z. B. Patienten nach einem schweren Herzinfarkt, die an eine Reihe von Elektroden und Sonden angeschlossen sind, können auf diese Weise im Bett ohne große Lageveränderung behandelt und von einer den Schlaf raubenden Wirbelbogengelenkblockierung im Halswirbelsäulenbereich befreit werden.

Sämtliche - die passiven und aktiven - Mobilisationstechniken können Alternative, aber auch Vorbereitung zur Manipulation sein.

In der Praxis ist man häufig gezwungen, mehrere Behandlungstechniken anzuwenden. Der Behandler muß in der Lage sein, individuell von Fall zu Fall zu variieren.

5.3 Manipulationstechniken (Mobilisation mit Impuls)

Es sei nochmals betont, die gezielte Manipulation eines Gelenks ist ausschließlich eine ärztliche Handlung, die nicht im Auftrag vergeben werden kann. Nur der Arzt ist in der Lage, unter Berücksichtigung des gesamten medizinischen Aspekts des augenblicklichen Krankheitszustands, die Indikation zu stellen und Kontraindikationen zu erkennen. Er allein kann bei - wenn auch sehr seltenen - Zwischenfällen (s. S. 77) sofort eingreifen. Der Gesetzgeber hat sich in vielen Ländern diesem Standpunkt angeschlossen. In Deutschland ist es nur dem Arzt (und dem Heilpraktiker!) erlaubt, die gezielte Manipulation eines Gelenks durchzuführen. In der Schweiz ist es auch dem Chiropraktiker gestattet, nachdem er von einer staatlichen Kommission, der auch Ärzte angehören, geprüft worden ist.

Die Manipulation ist der eleganteste und schnellste Weg, eine Blockierung zu lösen. Das Vorgehen erfolgt in mehreren Schritten.

1) Lagerung des Patienten,
2) exakte Einstellung der pathologischen Barriere,
3) Probezug,
4) Entspannung des Patienten,
5) Impuls,
6) Test.

Die Vorbereitung der Manipulation erfordert einen größeren Aufwand als die Manipulation selbst. Das Verhältnis von Lagerung und Aufnahme der Vorspannung zum eigentlichen Impuls verhält sich nach Sell wie 9:1.

Der Patient wird sorgfältig in eine schmerzfreie Ausgangsposition - im Sitzen oder im Liegen - gebracht. Der Behandler nimmt eine zwangslose, unverkrampfte Haltung im engen Kontakt zum Patienten ein. Alle Bewegungen erfolgen ruhig und fließend. Es darf keine Unruhe herrschen.

Die Wirbelsäulenabschnitte ober- und unterhalb des blockierten Gelenks werden nach den Frayette-Regeln (s. S. 34) fixiert. Der Impuls kann jetzt nur noch auf das zu behandelnde Gelenk wirken. Die übrigen Wirbelsäulenabschnitte sind geschützt.

Die Hände des Behandlers nehmen möglichst dicht am blockierten Gelenk, am Dorn-, Quer- oder Gelenkfortsatz, den Tiefenkontakt auf. Es wird dreidimensional (Beugung oder Streckung, Seitneigung, Rotation) exakt an der pathologischen Barriere eingestellt. Gelenkkapsel und Bandapparat werden hierbei unter leichter Traktion gestrafft („to take off the slack").

Zwischen dem „Druckpunktnehmen" und der Ausführung der Manipulation muß in der Vorspannung einige Sekunden gewartet werden. Gibt der Patient bei diesem *Probezug* eine Zunahme seiner Symptome oder andere unangenehme Sensationen (z. B. Schwindel) an, muß die Behandlung abgebrochen und erneut untersucht werden, um eine evtl. übersehene Kontraindikation (entzündliche oder destruierende Prozesse, Veränderungen an der A. vertebralis u. ä.) auszuschließen. Der Probezug ist eine Schutzmaßnahme. Wird er vom Patienten toleriert, so kann die Manipulation bei guter Technik gefahrlos durchgeführt werden. Eine Behandlung ohne Probezug ist ein Kunstfehler (Bischoff 1983).

Im Augenblick des Impulses muß die Muskulatur des Patienten völlig entspannt sein. Dieses wird durch Aufforderung zum tiefen Ein- und Ausatmen erreicht. Der Behandler atmet mit und fühlt in der tiefen Ausatmung den kurzen Augenblick, in dem er mit geringster Kraft manipulieren kann.

Der Manipulationsstoß oder -zug (Impuls) erfolgt senkrecht oder parallel zur Tangentialebene der Gelenkflächen. Er dauert nur Bruchteile von Sekunden. Der Kapsel-Band-Apparat wird geringfügig gedehnt, wobei das bekannte knackende Geräusch entsteht. Es unterscheidet sich phonographisch vom „normalen Knakken", z. B. eines Fingergelenks (Lewit 1977). Der Kraftaufwand beträgt nach Steglich (1974) 0,5-2% der Sollbruchstärke eines gesunden Knochens. Je exakter das zu behandelnde Gelenk eingestellt ist, um so geringer ist der Kraftaufwand. Manchmal löst sich eine Blockierung im Augenblick der richtigen Lagerung von selbst.

Die Manipulation kann direkt gegen die Barriere gerichtet werden oder indirekt von ihr weg erfolgen (s. Abb. 56a, b). Durch die plötzliche Dehnung des Kapsel-Band-Apparats wird eine reflektorische Entspannung der dem Gelenk zugeordneten Muskulatur erreicht (Hufschmidt, zitiert bei Terrier 1969; Eldred, zitiert bei Buerger 1979), die Kongruenz der Gelenkflächen verbessert und die Blockierung des Gelenks gelöst.

Die Wahl der Behandlungsrichtung hängt von der Schmerzangabe des Patienten ab. Ist eine schmerzfreie Einstellung möglich, kann die pathologische Barriere der Blockierung direkt angegangen werden. Die bei einer sorgfältigen Einstellung der Gelenkpartner nötigen Manipulationskräfte sind so gering, daß von einem „Durchbrechen" der Barriere nicht die Rede sein kann.

Gibt der Patient in der direkten Behandlungsrichtung Schmerzen an, muß die Behandlung in die entgegengesetzte Richtung erfolgen (indirekte Methode).

Die Behandlung erfolgt also immer in die schmerzfreie Richtung!

Bei einer Blockierung ist eine Bewegungsrichtung immer frei. Werden beim Einstellen des Gelenks in allen Richtungen Schmerzen angegeben, so darf auf keinen Fall manipuliert werden. Die Diagnose ist noch einmal vollkommen neu zu überprüfen, weil in diesem Fall ein entzündlicher oder destruierender Prozeß vorliegen kann, der bisher nicht erkannt wurde.

Der Manipulationsstoß erfordert sehr viel „Gelenkgefühl". Deshalb werden in den Ärzteseminaren zunächst die Mobilisationsbehandlungen (s. S. 67) gelehrt und erst wenn sich der Schüler sicher fühlt, die Manipulation gezeigt. Als Merksätze gibt Bischoff (1983) die „drei k und die drei g" an. Sie bedeuten

*k*leine Kraft, *k*urzer Weg, *k*urze Zeit.

Zu vermeiden sind:

*g*roße Kraft, *g*roßer Weg, *g*roße Zeit.

Traumatisierend wirken das „Durchreißen" oder „Überdehnen" (große Kraft und großer Weg) und das „Hängenbleiben" des manipulativen Impulses (große Zeit).

Manipulationen können auch an den Extremitätengelenken durchgeführt werden. An den großen Gelenken werden sie nur selten angewandt, so etwa zum Abschluß einer Mobilisationsbehandlung, wenn die letzten 5° Bewegung noch fehlen.

Ein dankbares Objekt für die Manipulationen sind die Blockierungen der kleinen Extremitätengelenke, wie distales und proximales Radioulnargelenk, Handwurzelgelenke, Fingergelenke, Tibiafibulargelenk, Sprunggelenke, Fußwurzel- und Zehengelenke.

Jeder Behandlung folgt ein Test! Ist die erwartete Besserung oder Normalisierung des Befunds nicht eingetreten, darf die Manipulation auf keinen Fall mit größerer Kraft wiederholt werden. Mangel an Kraft ist nie die Ursache für das Mißlingen einer Manipulation. Es müssen Diagnose, Indikation und therapeutisches Vorgehen noch einmal sorgfältig überprüft werden.

5.4 Sicherung des Behandlungserfolgs

Der Erfolg der manuellen Therapie ist nicht nur von der richtig gewählten Behandlungstechnik abhängig, sondern auch von der Bestimmung des Stellenwerts der Blockierung im Gesamtbild der Erkrankung des Achsenorgans und des ganzen Organismus.

Ist die Blockierung *primäre Ursache* des klinischen Beschwerdebilds (z. B. bei einem akuten Schiefhals), so wird die manuelle Therapie, evtl. unterstützt durch eine physikalische oder medikamentöse Behandlung der begleitenden segmentalen Irritation, rasch und elegant zum Erfolg führen.

Ist die Blockierung Begleitblockierung im Rahmen einer mechanischen oder reflektorischen Störung des Gelenks, so wird die manuelle Therapie dem Patienten Erleichterung im Sinne der Wegnahme nozizeptorischer Afferenzen aus dem segmentalen Informationspool bringen. Der Patient kann sogar beschwerdefrei werden, obwohl die ursächlichen mechanischen oder reflektorischen Störungen noch unterschwellig fortbestehen. Ein Dauererfolg ist nur dann erreichbar, wenn die mechanische oder reflektorische Grundursache der Blockierung durch eine gezielte physikalische und/oder medikamentöse Behandlung beseitigt wird.

Liegt die Ursache der Blockierung im psychischen Bereich oder in einer beruflichen Überlastung, so werden Psychotherapie oder eine berufliche Umschulung erforderlich.

Andererseits sehen wir in unseren Sprechstunden täglich Patienten, bei denen Serien von physikalischen Anwendungen, Tabletten und Injektionen ohne wesentlichen Erfolg verordnet werden, weil eine dem Leiden zugrunde liegende Gelenkblockierung nicht erkannt wurde. Erst die manuelle Therapie mit ihren Weichteil-, Mobilisations- und Manipulationstechniken bringt hier die gewünschte Beschwerde- oder Rezidivfreiheit. Bei rechtzeitiger Anwendung wäre den Kostenträgern viel Geld und dem Patienten manches Leid erspart worden.

6 Kontraindikationen für manuelle Therapie

Die einzige Indikation zur manuellen Therapie ist die Blockierung eines Gelenks, wenn diese klinisch relevant ist. Liegt keine Blockierung vor, so ist auch die manuelle Therapie nicht indiziert. So gesehen, bestehen keine Kontraindikationen.

Es gibt eine Reihe von Bedingungen, die eine manuelle Therapie - besonders bezogen auf die Manipulation - verbieten. Kontraindikationen zu den Mobilisationstechniken sind bisher nicht bekannt (Greenman pers. Mitt.; Lewit 1981). In allen Fällen ist die Grundregel der *Schmerzfreiheit* einer jeden manuellen Behandlung zu beachten.

Kontraindikationen für die Manipulationstechnik:
- entzündliche Prozesse,
- destruierende Prozesse,
- Traumen mit Verletzung anatomischer Strukturen,
- schwere Formen der Osteoporose,
- degenerative Veränderungen,
- Verdacht auf Erkrankungen oder Anomalien der A. vertebralis,
- psychische Störungen.

6.1 Entzündliche Prozesse

Bei akuten entzündlichen Prozessen an oder in Gelenken ist die manuelle Therapie unbedingt zu unterlassen. Nach Abklingen einer Entzündung kann im Gelenk eine Funktionsstörung zurückbleiben, welche durch eine manuelle Therapie behoben werden kann. Hierdurch gelingt es, Bewegungseinschränkungen in Extremitäten- und Wirbelsäulengelenken zu mindern oder zu beheben, wodurch die gleichzeitig verordnete krankengymnastische Übungsbehandlung wesentlich unterstützt wird. Die Dauer einer Rehabilitation kann durch die manuelle Therapie wesentlich verkürzt werden. Das bezieht sich auch auf Erkrankungen mit besonders langer Behandlungszeit, wie Zustände nach einer Sudeck-Dystrophie oder Erkrankungen des rheumatischen Formenkreises (z. B. Morbus Bechterew).

An dieser Stelle sei vermerkt, daß bei der Behandlung der Kopfgelenke von Rheumatikern besondere Vorsicht geboten ist. Hier können das Ligamentum transversum atlantis und die Ligamenta alaria geschwächt oder zerstört sein, woraus eine Instabilität resultiert. Die Manipulation kann hier zu schweren Zwischenfällen führen. Die gleiche Vorsicht ist angezeigt, wenn das Röntgenbild ein Os odontoideum zeigt.

6.2 Destruierende Prozesse

Schon der Verdacht auf einen Tumor oder eine Metastase verbietet die Manipulation. Wenn eine Geschwulsterkrankung in der Vorgeschichte angegeben wird, muß durch Laboruntersuchungen, Röntgenbild und evtl. Szintigramm sowie Computertomographie abgeklärt werden, ob ein destruierender Prozeß vorliegt.

6.3 Traumen mit Verletzung anatomischer Strukturen

Bei Subluxationen oder Luxationen sowie Frakturen eines Gelenks ist die manuelle Therapie nicht indiziert.

Leichtere Traumen, ohne Verletzung anatomischer Strukturen, wie leichte Distorsionen, sind häufig von einer Gelenkblockierung begleitet, die nach Abklingen der akuten Beschwerden manuell gelöst werden kann. Besonders dankbar ist die Behandlung von Funktionsstörungen an Hand- oder Fußgelenken von Sportlern.

Eine besondere Stellung nimmt das *Schleudertrauma* ein. Auch wenn Röntgenbild und Funktionsaufnahmen keinen krankhaften Befund zeigen, muß man damit rechnen, daß Knochenfissuren, Bänderrisse oder andere Weichteilverletzungen vorhanden sind. Es hat sich bewährt, in jedem Fall wenigstens bis 6 Wochen nach dem Unfall mit der manuellen Therapie zu warten. Der Patient wird dann noch einmal untersucht. Sind noch Blockierungen vorhanden, können sie jetzt vorsichtig gelöst werden.

6.4 Osteoporose

Besteht neben der Osteoporose eine Blockierung, so kann diese in leichten oder in mittleren Fällen, vor allem mit einer der Mobilisationstechniken, behandelt werden.

In schweren Fällen der Osteoporose mit Keil- oder Fischwirbelbildungen ist jegliche Form der manuellen Therapie kontraindiziert. Der Schmerz wird hier auch die leichteste Mobilisationsbehandlung verbieten.

6.5 Degenerative Veränderungen

Es wird immer wieder gefragt, ob die manuelle Behandlung bei degenerativen Veränderungen der Gelenke und Bandscheiben möglich ist. Bekannt ist, daß es erhebliche degenerative Veränderungen an den Extremitätengelenken und der Wirbelsäule gibt, die nie Beschwerden bereiten. Sie werden gelegentlich als Nebenbefunde zufällig entdeckt. Der Körper ist in der Lage, langsam eintretende degenerative Veränderungen zu kompensieren. Eine gewisse Störanfälligkeit ist jedoch vorhanden.

Im Gelenk kann vom Beginn des degenerativen Prozesses bis zur völligen Einsteifung über Jahre hinweg eine Restfunktion verbleiben. Diese Restfunktion kann durch eine Blockierung gestört sein. Die blockierungsbedingten Beschwerden werden durch eine manuelle Therapie behoben.

Selbstverständlich bleibt der degenerativ bedingte Teil des Funktionsverlusts bestehen.

Auch degenerative Veränderungen der Bandscheibe können die Gesamtfunktion des Wirbelsegments stören und einer Blockierung den Weg ebnen. Die manuelle Behandlung dieser Begleitblockierung bringt dem Patienten Erleichterung, der Patient kann sogar beschwerdefrei werden, obwohl die zugrundeliegende Ursache fortbesteht. Der Körper wird durch die Wiederherstellung der Funktion des Wirbelgelenks in die Lage versetzt, eine durch Bandscheibendegeneration bedingte Funktionsstörung des Segments zu kompensieren.

Der *Bandscheibenvorfall* ist eine anatomische Störung mit mechanischer Kompression der Nervenwurzel. Aufgrund der Definition der Blockierung ist er kein Gegenstand manueller Therapie. In den meisten Fällen bestehen jedoch Begleitblockierungen in den benachbarten Gelenken, die ihrerseits wieder Beschwerden bereiten. Die durch den Bandscheibenvorfall bedingte radikuläre Symptomatik kann in eine durch die Begleitblockierung bedingte pseudoradikuläre Symptomatik eingebettet sein. Bei kleineren Bandscheibenvorfällen oder Protrusionen, wo eine Operation nicht indiziert ist, bringt die manuelle Behandlung der Begleitblockierung dem Patienten eine wesentliche Besserung seiner Beschwerden. Es sollten nur Mobilisationstechniken oder Traktionsgriffe angewandt werden.

Nach Bandscheibenoperationen verbleiben häufig Blockierungen in den Wirbelgelenken der unteren Lendenwirbelsäule oder in den Kreuzdarmbeingelenken. Die Lösung dieser Blockierungen kann dem Patienten die Befreiung seiner „Ischiasrestbeschwerden“ bringen. Eine Manipulation sollte jedoch erst 6 Wochen nach der Operation durchgeführt werden.

6.6 Arteria vertebralis

Die A. vertebralis ist Gegenstand der besonderen Sorge des in Manueller Medizin ausgebildeten Arztes. Bereits eine Lagerung der Halswirbelsäule in Reklination (Intubationsnarkose), evtl. unter gleichzeitiger Rotation, kann Thrombosen verursachen, die bis in die A. basilaris reichen. Auch nach manueller Therapie (nur Manipulationen!) sind schwere Dauerschäden und tödliche Ausgänge beschrieben worden (Schmitt 1978). Kleynhans (1980) hat in seiner umfassenden Darstellung der Weltliteratur über Komplikationen der manuellen Therapie ebenfalls von Todesfällen infolge einer Verletzung der A. vertebralis berichtet. Dvořák u. von Orelli (1982) haben das Zahlenmaterial, welches eine Umfrage der Schweizer Ärztegesellschaft für Manuelle Medizin ergab, ausgewertet. Die Umfrage wurde von 203 Ärzten beantwortet. Sie ergibt, daß in den letzten 33 Jahren an der Halswirbelsäule 1535000mal manipuliert wurde. Dabei traten in 1248 Fällen Komplikationen auf, davon 1218mal als „Schwindel“. In den übrigen Fällen wurden Bewußtseinstrübungen, Bewußtlosigkeit und neurologische Ausfälle bis zur Tetraplegie beschrieben. Die gesamte Komplikationsrate an der Halswirbelsäule beträgt nach dieser Statistik 0,08%. Sie liegt damit doppelt so hoch wie in amerikanischen Statistiken. Trotzdem ist sicherlich noch eine Dunkelziffer vorhanden. In allen Fällen wurde ausschließlich die Manipulationstechnik angewandt.

In der Praxis ist das wichtigste Symptom ein in der Anamnese angegebener Schwindel. Die Schwierigkeit ist, herauszufinden, was der Patient unter „Schwin-

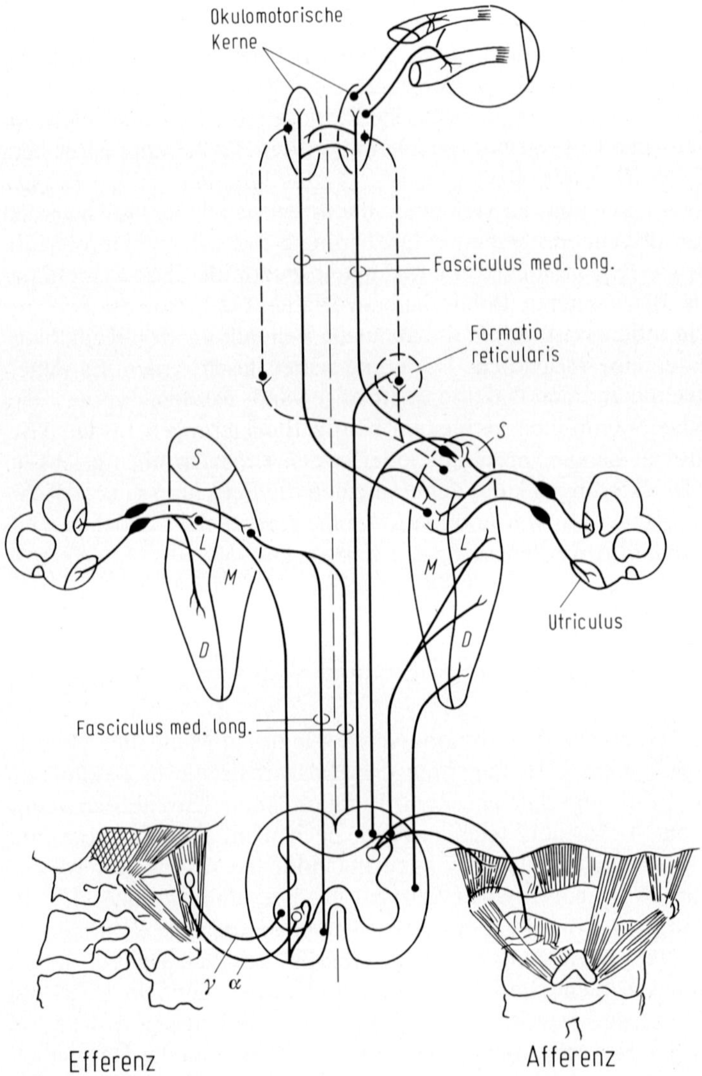

Abb. 59. Schema des Informationsstromes im Vestibulärsystem. *S* Nucleus vestibularis superior, *M* Nucleus vestibularis medialis, *D* Nucleus vestibularis inferior, *L* Nucleus vestibularis lateralis. (Nach Wolff 1983)

del“ versteht. Handelt es sich um einen echten Dreh-, Schwank- oder Lagerungsschwindel, so kann dieser verschiedene Ursachen haben. Er kann otogen, neurogen, okulär, peripher-vestibulär (Seifert 1988), vaskulär und zervikal bedingt sein (Abb. 59). Beim vaskulären Schwindel ist die Manipulationstechnik streng kontraindiziert. Der zervikale Schwindel ist eines der dankbarsten Objekte der manuellen Therapie; die Beschwerden verschwinden oft schlagartig. Nach Tilscher (1977) sind 41% aller Schwindelzustände zervikal bedingt.

Mit klinischen Methoden ist es relativ leicht, die verschiedenen Schwindelarten zu differenzieren (Hülse u. Parths 1976). Mit den in der Praxis gegebenen Möglichkeiten sind Anomalien oder Erkrankungen der A. vertebralis, die uns in diesem Zusammenhang besonders interessieren, häufig nicht erfaßbar. Sowohl die Hautand-Probe, der Hängeversuch nach de Klejn (Abb. 60) als auch der Unterberg-Tretversuch (Wolff 1983) sind unzuverlässig. Die Dopplersonographie, auch unter funktionellen Gesichtspunkten, zeigt erst dann einen krankhaften Befund, wenn mehr als 50% des Lumens der Arterie verschlossen sind. Es kann also ein erheblicher Schaden vorliegen, der mit dieser Methode nicht erfaßt ist. Eine Arteriographie zur Unterstützung der manuellen Therapie ist zu aufwendig und ihrerseits wieder mit Komplikationen verbunden.

Zur Differenzierung von vaskulärem und zervikalem Schwindel hat Hülse (1983) den Hängeversuch nach de Klejn erweitert. Die Halswirbelsäule wird langsam voll nach hinten gebeugt und erst in Rechtsrotation und dann in Linksrotation gehalten. Bei diesem Manöver werden die Augen mit Hilfe einer Frenzel-Brille oder einer Starbrille von 20 Dioptrien beobachtet. Tritt sofort bei der Lagerung ein Nystagmus auf, der nach einigen Sekunden nachläßt (Descrescendo-Typ), so handelt es sich um einen zervikalen Schwindel. Eine manuelle

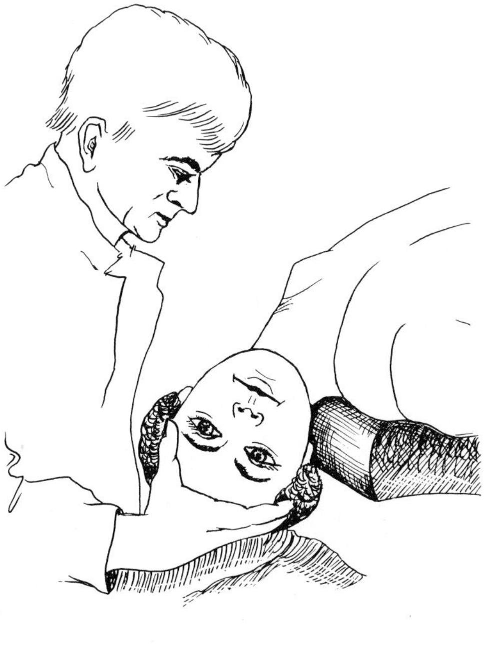

Abb. 60. Die de Klejn-Hängeprobe auf Durchgängigkeit der A. vertebralis. (Nach Wolff 1983)

Tabelle 3. Unterscheidungsmerkmale zwischen der Vertebralis-Basilaris-Insuffizienz und der funktionellen Kopfgelenkstörung. (Nach Wolff 1983)

Vertebralis-Basilaris-Insuffizienz	Funktionelle Kopfgelenkstörung
Synkopale Ohnmachten, „drop attacks", Crescendoschwindel und Nystagmus *mit* Latenz	Keine Ohnmachten, kein Zusammensacken, Descrescendoschwindel und Nystagmus *ohne* Latenz
de Klejn-Hängetest löst zentrale Symptome erst endständig und mit ca. 20-30 s Latenz aus. Dann Steigerung der Symptome bis zur Unerträglichkeit	*de Klejn-Hängetest* löst zentrale Symptomatik schon mit Beginn der Kopf-Nacken-Bewegung aus. Dann Abklingen der Symptome

Therapie ist indiziert. Treten erst nach 20-30 s ein Nystagmus vom Crescendo-Typ auf (und so lange muß man den Patienten beobachten) oder gar Sprach- und Bewußtseinsstörungen, so handelt es sich um einen vaskulären Schwindel. Eine sofortige Zurückführung der Halswirbelsäule in Mittelstellung bringt alle provozierten Symptome zum Verschwinden. Eine manuelle Behandlung ist nicht indiziert (Tabelle 3).

Es stellt sich die Frage, wie Komplikationen an der A. vertebralis bei der manuellen Therapie vermieden werden können. Der beste Schutz ist - nach gründlicher Untersuchung und sauberer Indikationsstellung - die Anwendung von aktiven Mobilisationstechniken. Auch von seiten der A. vertebralis sind hier noch keine Komplikationen beschrieben worden. Die aktiven Mobilisationstechniken werden immer häufiger angewandt, da sie von immer mehr Ärzten erlernt werden. Sie können jedoch die Manipulation nicht immer ersetzen.

Bei jeder Manipulation - auch wenn kein Verdacht auf eine Erkrankung oder Anomalie der A. vertebralis vorliegt - muß in jedem Fall erst der „Probezug" (s. S. 74) erfolgen. Gibt der Patient eine Zunahme von Beschwerden an, v.a. aber das Auftreten von Schwindel, so ist von einer Manipulation abzusehen.

Die Manipulation darf erst nach genauem Einstellen der Behandlungsrichtung von einer leichten Vorspannung aus und nur mit dem geringsten Kraftaufwand erfolgen; sie darf nie aus einer Reklination der Halswirbelsäule, evtl. gar kombiniert mit einer Rotation, durchgeführt werden. Jedes Überdrehen oder Überreißen ist unbedingt zu vermeiden!

6.7 Psychische Störungen

Psychische Störungen sind eine relativ häufige Ursache von Wirbelsäulenbeschwerden, v.a. im Schulter-Nacken- oder auch im Lendenbereich. Alle Arten von exogenen oder endogenen Belastungen können auf die Wirbelsäule projiziert und hier in Form von Verspannungen oder Blockierungen somatisiert werden. Man wird sehr individuell vorgehen und sich von Fall zu Fall entscheiden müssen, ob man die Begleitblockierungen manuell beseitigt oder nicht. Der Erfolg ist meist gering, da die Grundursache nicht behoben wird. Außerdem besteht immer die

Gefahr, daß der Arzt für eine eventuelle Zunahme von Beschwerden verantwortlich gemacht wird.

Andererseits können auch länger bestehende Wirbelbogengelenkblockierungen das psychische Wohlbefinden des Patienten beeinflussen und eine Behandlung indizieren (s. Abb. 1).

Es gibt auch „knacksüchtige" Patienten, welche die infolge einer Deblockierung auftretende Muskelentspannung als angenehm empfinden. In jedem Fall ist größte Zurückhaltung geboten.

Zusammenfassend stellen wir fest, daß Komplikationen in der Manuellen Medizin weitgehend vermieden werden durch:

- gute Kenntnisse durch eine gründliche Ausbildung,
- sorgfältige Anamnese, eingehende Untersuchung,
- richtige Indikationsstellung,
- von Fall zu Fall richtige Auswahl der geeigneten und dann sorgfältig angewandten Behandlungstechnik.

Sollten trotz all dieser Vorsichtsmaßnahmen Zwischenfälle eintreten, wird ein Richter das Argument der „Unvorhersehbarkeit" gelten lassen müssen.

7 Hypermobilität

7.1 Allgemeine Hypermobilität

Wir sind davon ausgegangen, daß sich die Manuelle Medizin mit dem Erkennen und Behandeln der segmentalen und peripher-artikulären Dysfunktion befaßt. Dabei haben wir zwischen der Fehlfunktion im Sinne der Bewegungseinschränkung und der Fehlfunktion im Sinne vermehrter Beweglichkeit unterschieden. Beide Funktionsstörungen sind Gegenstand der manuellen Therapie, sie erfordern jedoch jede für sich völlig andere Behandlungsmaßnahmen. Die manuelle Therapie umfaßt also im weitesten Sinne nicht nur die Behandlung von Blockierungen, sondern auch Maßnahmen zur Wiederherstellung der Funktion in dekompensiert hypermobilen Gelenken.

Nicht jede Hypermobilität muß eine Fehlfunktion bedeuten. Es gibt Menschen, die von ihrer Konstitution her einen sehr dehnbaren Kapsel-Band-Apparat besitzen, über das Maß der physiologischen Variationsbreite hinaus beweglich sind und keinerlei Beschwerden haben. Artisten, v.a. die sog. Kautschukkontorsionisten, können durch Training geradezu groteske Bewegungsausmaße erreichen. Schon im Hochleistungssport bedeutet muskulär steuerbare Hypermobilität mit Vergrößerung des Gelenkaktionsradius häufig eine andere oder bessere Technik, einen ökonomischeren Stil oder Bewegungsablauf (Steinbrück u. Rompe 1979).

Hormonelle Einflüsse, wie sie in der Schwangerschaft auftreten, können ebenfalls eine Lockerung des Kapsel-Band-Apparats von Gelenken herbeiführen.

Auf die pathologischen Formen der Hypermobilität bei neuromuskulären Erkrankungen hat Sachse (1979) hingewiesen.

Die allgemeine Hypermobilität ist für die Manuelle Medizin insofern von Bedeutung, als hier eine besondere Anfälligkeit für muskuläre Inkoordinationen und Blockierungen besteht.

7.2 Lokale pathologische Hypermobilität

Unser besonderes Augenmerk richtet sich im Alltag auf die lokale pathologische Hypermobilität. Sie kann die gleichen reflektorischen Störungen hervorrufen wie eine Blockierung. Im Unterschied zu ihr ist die Beweglichkeit des betroffenen Gelenks jedoch nicht eingeschränkt, sondern in eine oder mehrere Richtungen vermehrt. Das Gelenkspiel ist vergrößert.

Die *Ursachen* können neben der Dekompensation einer allgemeinen Hypermobilität lokale Überlastungen, Traumen oder degenerative Veränderungen sein.

Die *Diagnose* wird aus der Anamnese, der Bewegungsprüfung nach Stoddard (1970) und dem lokalen Tastbefund gestellt. Beim Erheben der Anamnese klagt der Patient über Schmerzen, die nach längerem Einnehmen einer Körperhaltung als Ermüdungsschmerz auftreten, z. B. nach langem Stehen („Cocktail-Party-Syndrom“, Barbor 1979), Autofahren o. ä., wenn er längere Zeit „in seinen Bändern hängt“. Bei aktiver Bewegung verschwindet der Schmerz häufig wieder.

Wegen der individuellen Schwankungsbreite der Gelenkbeweglichkeit ergibt die manuelle Untersuchungstechnik nach Stoddard auch beim Vergleich mit den Nachbargelenken nicht immer zuverlässige Aussagen. So gibt in vielen Fällen erst eine eingehende Palpation der Bandansätze, welche vom Patienten als schmerzhaft bezeichnet werden und die leicht verquollen sein können, Auskunft über die Ursache der Beschwerden. Im Zweifelsfall kann eine Umspritzung der Schmerzpunkte an den Bandansätzen mit einem Lokalanästhetikum, welches ein Nachlassen oder Verschwinden der geklagten Beschwerden und eventueller Fernsymptome - etwa ausstrahlende Schmerzen in die Rückseite eines Beins - bewirkt, ex juvantibus die Diagnose erhärten.

Jirout (zitiert nach Sachse 1979) ist es gelungen, die Hypermobilität röntgenkinematographisch nachzuweisen.

Die *Therapie* der lokalen pathologischen Hypermobilität erfordert oft eine ganze Reihe von Maßnahmen. Es ist wesentlich leichter, ein blockiertes Gelenk zu lösen, als ein hypermobiles in das Stadium der Kompensation zu bringen. Als erstes müssen alle weiteren Lockerungen vermieden werden. Der Patient darf keine lockernden gymnastischen Übungen durchführen. Außerdem muß er darüber informiert werden, wie er sportliche Überlastungen oder Fehlhaltungen am Arbeitsplatz vermeiden kann.

Eine mobilisierende manuelle Therapie ist kontraindiziert. Aber auch ein hypermobiles Gelenk kann blockieren, es darf dann nur mit leichter Hand deblockiert werden. Häufig löst sich die Blockierung schon beim Einstellen an den pathologischen Anschlag.

Dekompensierte hypermobile Gelenke liegen häufig in der Nachbarschaft von blockierten Gelenken. Die vorsichtige Mobilisation oder Manipulation der Blokkierung unter guter Verriegelung der benachbarten Wirbelsäulenabschnitte kann das hypermobile Gelenk so weit entlasten, daß es kompensieren kann und Beschwerdefreiheit eintritt.

Gelegentlich müssen vorübergehend immobilisierende Maßnahmen verordnet werden, wie z. B. ein Schanz-Verband, Beckengurt nach Hohmann oder ein halbelastisches Mieder. Grundlage der Behandlung ist eine isometrische (auf keinen Fall lockernde!) Krankengymnastik, welche die Wiederherstellung der Muskelkoordination im Sinne Jandas (1970) zum Ziel hat. Regelmäßige tägliche Mitarbeit des Patienten ist hier von größter Wichtigkeit.

Sollten alle Maßnahmen versagen und der Patient nicht beschwerdefrei werden, so kann die Sklerosierungsbehandlung nach Hackett (1956) in Erwägung gezogen werden. Sie ist in allen Wirbelsäulenabschnitten möglich, hat sich aber v. a. am lumbosakralen Übergang bewährt. Es werden 0,1 ml der sklerosierenden Flüssigkeit nach Knochenkontakt und unter leichtem Zurückziehen der Nadel an die

Ansätze der dekompensierten Bänder, vorzugsweise an die vom Patienten als druckschmerzhaft bezeichneten Punkte gespritzt. Als Lösung kann verwendet werden:

40% Traubenzuckerlösung im Verhältnis 4:6 mit 1% Scandicain vermischt oder im gleichen Verhältnis die Lösung nach Barbor:

Glukose 25,00,
Glycerin 25,00,
Phenol 2,5,
Aqua dest. ad 100,0 - steril, pyrogenfrei.

Die ursprüngliche Idee von Hackett war es, durch eine Gewebsproliferation eine Festigung von Bändern zu erzeugen. Zicha (1979) hat eine Serie von Tierexperimenten durchgeführt, welche diesen Gedanken unterstützen.

Lewit (1977) ist dagegen der Auffassung, daß es sich hier um eine Herabsetzung der Schmerzempfindlichkeit an den Bandansätzen durch eine physikalische bzw. chemische Irritation mit Zerstörung von sensiblen Nervenendigungen handelt.

Gelegentlich wird eine Röntgentherapie als sog. Schmerzbestrahlung vorgeschlagen. Sie erübrigt sich, wenn alle eben genannten Maßnahmen gewissenhaft durchgeführt werden.

8 Klinische Bilder aus der Praxis

Die Dysfunktion eines Gelenks kann Ursache, Folge oder Begleitumstand einer ganzen Reihe von Krankheitsbildern sein. Um den Stellenwert einer Dysfunktion zu ermitteln, hat sich die „Probebehandlung“ bewährt. Findet man z. B. bei Kopf-, Rücken-, Arm-, Brustwandschmerzen im zugeordneten Segment eine Wirbelbogengelenkblockierung, wird diese behandelt. Ergibt die Behandlung ein Nachlassen oder Verschwinden der Symptome, war die Blockierung Ursache oder wesentliche Mitursache der Beschwerden. Bildet sich die Symptomatik nicht zurück oder rezidiviert sie rasch, muß nach anderen möglichen Ursachen gesucht werden.

Dieses Vorgehen erspart in vielen Fällen eine zeitaufwendige, kostspielige und den Patienten belastende Diagnostik. Viel zu oft sehen wir in unserer Sprechstunde Patienten mit Bündeln von Befunden oder Röntgenbildern. Auf unser Befragen stellt sich heraus, daß sie bei allen vorhergehenden Untersuchungen nicht ein einziges Mal durchpalpiert wurden.

Im Rahmen der folgenden kurzen Darstellung ist nur ein kleiner Überblick über die wichtigsten und häufigsten Krankheitsbilder, die durch eine manuelle Therapie behoben und gebessert werden können, möglich.

8.1 Zervikalsyndrome

Das „Zervikalsyndrom“ ist ein Sammelbegriff, welcher lediglich den erkrankten Wirbelsäulenabschnitt bezeichnet, aber nichts über Art und Weise von Beschwerden aussagt. In der Praxis hat es sich bewährt, die Zervikalsyndrome in obere (C 0–C 3) und untere (C 4–C 7) einzuteilen.

8.1.1 Oberes Zervikalsyndrom

Der Patient klagt über Kopfschmerzen, Schwindel, Seh- und Hörstörungen sowie gelegentlich über ein Glomusgefühl (Seifert 1981). Diese Symptome können zahlreiche Ursachen haben. Nach unseren Erfahrungen werden sie in etwa 50% aller Fälle durch eine Blockierung in der oberen Halswirbelsäule verursacht oder zumindest mitverursacht.

Nach Tilscher (1977) haben 50% aller Kopfschmerzen und 40% der Schwindelerscheinungen ihre Ursache in Funktionsstörungen der oberen Halswirbelsäule.

Während bei Schulter-Nacken-Beschwerden und Brachialgien häufig an die Halswirbelsäule als Ursache der Beschwerden gedacht wird, so ist dies bei Kopfschmerzen, Schwindel und Hörstörungen sowie dem Glomusgefühl eher die Ausnahme. Der Patient, der die Sprechstunde eines in Manueller Medizin ausgebildeten Arztes aufsucht, hat sich häufig schon einer ganzen Reihe von ärztlichen Untersuchungen und Behandlungen unterzogen. Erst nachdem neurologische, internistische, HNO- und augenärztliche Untersuchungen kein Ergebnis brachten, kommt man auf den Gedanken, daß auch eine Funktionsstörung in der Wirbelsäule die Ursache der Beschwerden sein könnte. Eine manuelle Untersuchung deckt dann mit Hilfe einer einfachen Palpation und ohne apparativen Aufwand Blockierungen in der oberen Halswirbelsäule als Ursache der geklagten Beschwerden auf.

Unsere Aufgabe ist es zu differenzieren, ob die festgestellte Blockierung primäre Ursache des oberen Zervikalsyndroms oder sekundäre Folge einer Störung im anatomisch-morphologischen oder nervös-reflektorischen Regelkreis des Segments (s. Abb. 1) ist. Mit anderen Worten, es muß herausgefunden werden, ob die Störung Dirigent oder Mitspieler eines pathologischen Geschehens ist. Der Erfolg unserer Behandlung hängt hiervon ab.

Die Möglichkeiten der manuellen Therapie werden am besten durch eine Reihe von typischen Beispielen aus der Praxis illustriert.

Wirbelblockierung als primäre Ursache eines Krankheitsbildes

Unkoordinierte Bewegung

38jähriger Prothesenträger mit schlechtem Gangbild. Er hatte beim Aufstehen aus einem Sessel einen Ruck in der Halswirbelsäule verspürt. Es traten sofort heftige Schwindelanfälle bei jeder Bewegung des Kopfes auf. Der Patient wurde von 7 Kollegen verschiedener Fachrichtungen untersucht und erfolglos behandelt, bis ein Internist auf den Gedanken kam, die Wirbelsäule manuell untersuchen zu lassen.

Es bestand eine Atlasblockierung C0/1. Nach einmaliger manueller Behandlung trat Beschwerdefreiheit ein.

„Verliegen"

Eine 55jährige Frau kam zur Behandlung einer Levator-scapulae-Tendopathie in die Sprechstunde. Sie erwähnte nebenbei, daß sie wegen eines plötzlichen Hörsturzes noch am gleichen Tag in einer Hals-Nasen-Ohrenklinik aufgenommen werden soll. Sie gab an, sie habe sich nachts „verlegen". Die manuelle Untersuchung zeigte eine Atlasblockierung C0/1, die durch eine Manipulation sofort gelöst werden konnte.

Bei der danach stattfindenden Aufnahmeuntersuchung in der Hals-Nasen-Ohrenklinik war die Hörstörung nicht mehr nachweisbar.

Wirbelblockierung als sekundäre Folge einer mechanischen Störung

Fehlhaltung am Arbeitsplatz

Ein 65jähriger Zahnarzt klagte über das Sehen von Doppelbildern. Die Beschwerden traten vor 4 Wochen akut auf. Eine Untersuchung durch Augen-, Nerven- und Hals-

Nasen-Ohrenarzt blieb ohne Ergebnis. Der Patient wurde auch mit Akupunktur und Neuraltherapie behandelt. Als auch dieses ohne Erfolg blieb, fiel ihm ein, daß er seit dem Auftreten der Sehstörung auch an Nackenschmerzen litt. Diese traten auf nachdem er sich einen neuen Behandlungsstuhl angeschafft hatte, und er seine Arbeitshaltung ändern mußte.

Eine manuelle Untersuchung zeigte eine Blockierung des Segments C1/2. Nach einmaliger Manipulation verschwanden die Doppelbilder binnen 2 Tagen. Der Zahnarzt benutzte wieder seinen alten Behandlungsstuhl und beseitigt damit die mechanische Ursache der Blockierung. Er erlitt kein Rezidiv mehr.

Fehlstatik

Ein 46jähriger Autoverkäufer klagte über eine Neigung zu anfallsartigen Kopfschmerzen seit etwa 15 Jahren, die periodisch auftraten. Eine Ursache für die Kopfschmerzen war ihm nicht bekannt. Sie wurden bisher als Migräne gedeutet und behandelt.

Die Untersuchung zeigte eine Blockierung des Segments C1/2 links. Gleichzeitig fiel ein Beckenschiefstand nach links auf. Die Lenden-Becken-Hüftaufnahme nach Gutmann zeigte einen Kreuzbeinschiefstand nach links um 1 cm. Es wurde eine manuelle Behandlung der Blockierungen durchgeführt und gleichzeitig ein Schuhausgleich verordnet. Der Patient wurde nach zweimaliger Wiederholung der Behandlung beschwerdefrei. Beim Neukauf von Schuhen „vergaß“ er, einen Verkürzungsausgleich anbringen zu lassen. Die Kopfschmerzen traten wieder auf, verschwanden aber in dem Moment, als er wieder seine Schuhe mit Verkürzungsausgleich trug.

Wirbelblockierung als sekundäre Folge von Störungen auf nervös-reflektorischer Ebene

Psychosomatik

Eine 35jährige Patientin suchte wegen seit Jahren bestehender Schulter-Nacken-Schmerzen, die „in den Kopf ausstrahlten“, die Sprechstunde auf. Die Untersuchung zeigte eine erhebliche Verspannung der Schulter-Nacken-Muskulatur sowie eine Blokkierung in den Segmenten C0/1 und C5/6. Es wurden eine manuelle Behandlung durchgeführt, Antiphlogistika sowie eine physikalische Therapie verordnet. Die Blokkierungen rezidivierten in kurzen Abständen. Eine nochmalige eingehende Befragung der Patientin deckte erhebliche eheliche und wirtschaftliche Probleme auf. Es wurde keine weitere manuelle Therapie angewandt, sondern eine psychotherapeutische Behandlung in die Wege geleitet.

Raumfordernder Prozeß

Besonders eindrucksvoll war der Fall eines 48jährigen Handelsvertreters, der über Kopfschmerzen klagte, die vor etwa 1 Woche aufgetreten seien. Die Überweisung erfolgte durch einen Internisten, der nach gründlicher Untersuchung keine Ursache für die Kopfschmerzen fand und ein Zervikalsyndrom vermutete. Wir fanden eine Blockierung des Segments C1/2. Die manuelle Behandlung führte zu einem raschen Nachlassen der Beschwerden. Ein Rezidiv nach 2 Wochen besserte sich noch einmal kurz nach erneuter manueller Behandlung. Dann klagte der Patient wieder über zunehmende Kopfschmerzen, ohne daß eine Blockierung in den Kopfgelenken zu fin-

den war. Eine neurologische Untersuchung wurde veranlaßt. Sie erbrachte keinen Hinweis auf einen Hirntumor. Eine Woche nach dieser Untersuchung wurde der Patient vom ursprünglich behandelnden Internisten während des Sonntagsdienstes wegen einer Stauungspapille in eine Neurochirurgische Klinik eingewiesen. Bei der Kraniotomie fand sich die Metastase eines Bronchialkarzinoms in der hinteren Schädelgrube. Auch die nachträglich angefertigte Lungenübersichtsaufnahme zeigte den Primärtumor nicht.

Wir sehen also, daß die Wegnahme einer sekundären Blockierung, die dem Patienten zusätzlich Schmerzen bereitet hat, ihn soweit beschwerdefrei machen kann, daß das Grundleiden vorübergehend verdeckt wird; eine Fallgrube, vor der man sich hüten muß!

8.1.2 Unteres Zervikalsyndrom

Das *untere* Zervikalsyndrom wird wegen der oft in die Arme ausstrahlenden Schmerzen auch Zervikobrachialsyndrom genannt.

Der Patient klagt über Schmerzen, die vom Nacken ausgehend, meist einseitig, manchmal beidseitig, in Schulter, Ellenbogen oder bis in die Hand ausstrahlen. Gelegentlich klagt er nur über Schulter-, Ellenbogen- oder Handschmerzen, die aber ebenfalls vertebragen bedingt sein können. Zunächst muß neben anderen Ursachen eine radikuläre Symptomatik ausgeschlossen und festgestellt werden, ob eine Blockierung den Beschwerden zugrunde liegt. Die segmentale Bewegungsstörung und die lokale segmentale Irritation sind relativ leicht zu ertasten. Bei der peripheren segmentalen Irritation finden wir hyperalgische Zonen in den entsprechenden Hautsegmenten. Diese sind nicht so scharf abgrenzbar wie bei einer Wurzelkompression, sondern eher aquarellartig verwaschen. Als weitere Orientierungshilfe dienen uns hier u.a. die bereits erwähnten, von Hansen u. Schliack (1962) beschriebenen Kennmuskeln, in denen Verspannungen, Myosen und Tendomyosen getastet werden.

Wir differenzieren im einzelnen:

- C4/5: Schmerzangabe an der vorderen Schulter bis Ellenbeuge.
  Muskuläre Störung: M. deltoideus, M. supraspinatus und M. infraspinatus, M. teres minor.
  Mögliche Begleiterkrankung: Periarthritis des Schultergelenks.
- C5/6: Schmerzangabe an der vorderen Schulter, Außenseite des Arms und Daumens.
  Muskuläre Störung: M. biceps, M. brachioradialis.
  Mögliche Begleiterkrankung: Epikondylitis lateralis, Styloiditis radii.
- C6/7: Schmerzangabe im hinteren Teil der Schulter, hinterer Arm, Zeige-, Mittel- und Ringfinger.
  Muskuläre Störung: M. triceps brachii.
  Mögliche Begleiterkrankung: Epikondylitis medialis.
  Differentialdiagnose: Karpaltunnelsyndrom.
- C7/8: Schmerzangabe an der Innenseite des Arms, Ring- und Kleinfingers.
  Muskuläre Störung: Kleinfingerballen.
  Differentialdiagnose: Ulnares Karpaltunnelsyndrom.

Individuelle Schwankungen dieser Segmentangaben sind häufig. Verschiebungen der segmentalen Versorgung um Segmentbreite werden bei 20% der Bevölkerung beschrieben. Die Kenntnis vom Zusammenhang zwischen Beschwerden an der Halswirbelsäule und Schmerzen im Arm ist sehr wichtig, da diese in der Praxis häufig vorkommen.

Auch der umgekehrte Weg ist möglich, indem Störungen aus dem Arm und aus dem Schultergürtel auf die Wirbelsäule projiziert werden.

Brügger (1977) beschreibt einen Fall, bei dem ein chronisches Zervikalsyndrom durch operative Entfernung eines Ganglions im Handgelenk zum Abklingen gebracht wurde.

Zum Beispiel ist es in jedem Fall richtig, bei einer Epikondylitis die Wirbelsäule mitzuuntersuchen, da die begleitende oder verursachende Blockierung klinisch stumm sein kann. Erst die Beseitigung aller Störquellen aus der ganzen Funktionskette führt zum dauerhaften Erfolg.

8.2 Thorakalsyndrome

Im Bereich der Brustwirbelsäule gibt es eine Reihe von Besonderheiten, die bei der manuellen Diagnostik und Therapie zu beachten sind.

Während wir in den anderen Abschnitten der Wirbelsäule in jedem Segment ein Gelenkpaar finden, sind es hier zwei: die Wirbelbogengelenke und die Rippengelenke, wobei Kostovertebral- und Kostotransversalgelenke funktionell und klinisch eine Einheit bilden. Die Wirbelbogengelenke werden vom dorsalen, die Rippengelenke vom ventralen Ast des Spinalnerven versorgt (Wyke 1979).

Es ist wichtig, Funktionsstörungen der Wirbel- und Rippengelenke voneinander zu trennen, da verschiedene Behandlungstechniken angewandt werden müssen. Die klinische Symptomatik kann die gleiche sein.

Blockierungen von Wirbel- oder Rippengelenken sind die häufigste Ursache von Brachialgien, Dorsalgien, Interkostalneuralgien, Brustwandschmerzen oder Oberbauchbeschwerden.

Hierzu ein Beispiel:

Eine 37jährige asthenische, leicht hypermobile Sekretärin neigte seit Jahren, v.a. nach beruflicher oder sportlicher (Tennis) Überlastung, zu Beschwerden im Bereich der Hals- und Brustwirbelsäule. Chirotherapie und krankengymnastische Übungen, die allerdings zuhause nicht konsequent fortgesetzt wurden, brachten jeweils größere Perioden von Beschwerdefreiheit. Anläßlich einer besonders heftigen Schmerzattacke wurde die Patientin vom Hausarzt wegen Verdachts auf einen raumfordernden, entzündlichen oder destruierenden Prozeß in eine Neurologische Klinik eingewiesen. Alle üblichen klinischen diagnostischen Methoden einschließlich Myelographie brachten keinen Hinweis auf die Ursache der Beschwerden. So wurden diese als Neuralgie gedeutet. Sie erhielt über den Tag verteilt 16 Tabletten verschiedener Art. Als die medikamentöse Behandlung nicht zum gewünschten Erfolg führte, wurde der Patientin vorgeschlagen, sich in die Wirbelsäulenmuskulatur Elektroden einpflanzen zu lassen, um den Schmerz elektrisch zu blockieren. Daraufhin wurde sie während der Besuchszeit von ihrem Ehemann zu einem in Manueller Medizin ausgebildeten Arzt gebracht, ohne diesen vom Klinikaufenthalt zu unterrichten. Neben einer Gruppenblockierung der Segmente Th 1/2/3 in bezug auf Beugung, Linksrotation und Linksneigung, fand sich eine Blockierung der 1. Rippe rechts in bezug auf die Exspiration und eine Blockierung der 2. und 3. Rippe rechts in bezug auf die Inspiration. Es gelang mit Hilfe einer Kombination von Weichteil- und aktiven Mobilisationstechniken, v. a. der Muskelenergietechnik, die Patientin so weit wieder herzustellen, daß sie beschwerdefrei wurde und 2 Tage später aus der Klinik entlassen werden konnte.

Von besonderer Bedeutung im Bereich der Brustwirbelsäule ist die enge Verknüpfung des somatischen mit dem viszeralen Nervensystem. So bestehen besondere Störmöglichkeiten zwischen der Funktion der Wirbelsäule und des Thorax einerseits und Herz, Kreislauf, Atmung und den Organen des Oberbauchs andererseits (Bergsmann u. Eder 1967; Kunert 1975; Stiles 1979; Wyke 1979).

In der Praxis wird am häufigsten ein Zusammenhang zwischen Herzbeschwerden und Funktionsstörungen der Wirbelgelenke C 5 bis Th 4 und/oder der entsprechenden Rippengelenke beobachtet. Das gemeinsame Symptom ist der Brustwandschmerz, der verschiedene Ursachen haben kann:

1) Ursache ist eine Blockierung in den Segmenten C 5 bis Th 4, evtl. auch in den entsprechenden Rippengelenken. Der Schmerz wird auf die Thoraxwand in die Herzgegend projiziert. Ein organischer Herzbefund liegt nicht vor. Die manuelle Therapie behebt die primäre Störung.
2) Bei der ischämischen Herzkrankheit können Begleitblockierungen in den Segmenten C 5 bis Th 4, in den Gelenken der entsprechenden Rippen und im Schultergelenk auftreten. Diese auf nervös-reflektorischem Wege verursachten Blockierungen bleiben gelegentlich nach Abschluß der Behandlung der Herzkrankheiten bestehen, verursachen Beschwerden und indizieren eine manuelle Behandlung. Wird die Blockierung als Quelle der verbliebenen Beschwerden nicht erkannt, so resultiert gelegentlich eine Fehlbeurteilung des Patienten als Erlebnis- oder Rentenneurotiker.
3) Die Summierung verschiedener Reizquellen - die jede für sich unterschwellig bleiben würden - zu einem manifesten Beschwerdebild ist möglich (Korr 1975). Bei einer entsprechenden Diathese können Herzrhythmusstörungen durch Blockierungen in den Segmenten C 5 bis Th 4 ausgelöst werden, die nach einer manuellen Behandlung sofort abklingen. Der einzelne Reiz war zu unterschwellig, um eine Nozireaktion auszulösen.
   Schwarz (1970) beschreibt einen Fall, bei dem regelmäßig dann Herzrhythmusstörungen auftraten, wenn gleichzeitig eine Blockierung am thorakozervikalen Übergang eintrat. Er konnte elektrokardiographisch nachweisen, daß die Herzrhythmusstörung sofort verschwand, sobald er die Blockierung gelöst hatte.

Die am Beispiel der „Herzbeschwerden" gemachten Ausführungen gelten auch für andere Organe und andere Organsysteme (Bergsmann u. Eder 1982). Die Kenntnis dieser Zusammenhänge ist daher in der Praxis von größter Wichtigkeit. Sie werden aber immer noch zu wenig beachtet. Besonders der *Internist* könnte u. U. dem Patienten langwierige und kostspielige Untersuchungsverfahren ersparen, wenn er es sich zur Gewohnheit machte, regelmäßig die Wirbelsäule wenigstens auf paravertebrale Druckpunkte zu untersuchen.

Steinrücken (1980) hat die sog. „Globaltests" beschrieben, die es auch dem manuell nicht ausgebildeten Arzt erleichtern, eine vertebragene Dysfunktion zu erkennen.

8.3 Lumbalsyndrome

Das chronische Lumbalsyndrom hat eine ganze Reihe von Ursachen. Aus der täglichen Praxis des in Manueller Medizin ausgebildeten Arztes sind zwei der immer wieder zu beobachtenden Hauptursachen hervorzuheben: die *Fehlstatik* und das *gestörte muskuläre Gleichgewicht.*

Die *Statik* wird am besten mit Hilfe der LBH-Aufnahme nach Gutmann (1975a) im Stehen untersucht (s. S. 57).

Bei der Beurteilung des Bildes im *seitlichen Strahlengang* unterscheidet Gutmann zwei Typen:

den Steiltyp mit mehr senkrecht stehendem Kreuzbein, der zur Hypermobilität, und den Überlastungstyp mit mehr spitzwinklig nach ventral geneigtem Kreuzbein, der zur Blockierung neigt (Abb. 61a, b).

Im *a.-p.-Strahlengang* werden Hüftkopfhöhe, Kreuzbeinbasis, Beckenkammhöhe und Wirbelsäulenform beurteilt (Abb. 62).

Störungen der Statik sind in der Frontalebene relativ häufig. Heufelder (1983) berichtet, daß er bei 700 Patienten, die wegen Rückenschmerzen in seine Praxis kamen, in 63,37% der Fälle echte und scheinbare Beinlängendifferenzen, Asymmetrien der Beckenschaufeln und Dysplasien im lumbosakralen Bereich fand. Friberg (1983) untersuchte 266 finnische Rekruten. Er fand bei röntgenologischer Messung bei mehr als 50% eine Beinlängendifferenz von mehr als 5 mm, bei 18% von mehr als 10 mm und bei 3% von mehr als 15 mm. Bei einer Gruppe von Patienten im Alter von 14–89 Jahren, die an chronischen Rückenschmerzen litten, war das Vorkommen einer Beinlängendifferenz 2- bis 5mal höher als in einer symptomfreien Kontrollgruppe.

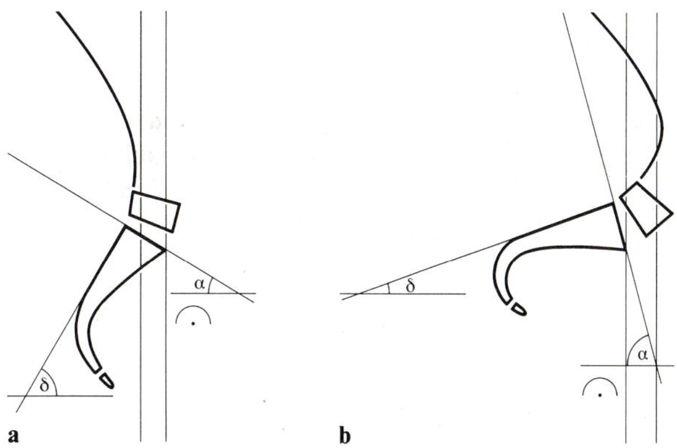

Abb. 61 a. Steiltyp, **b** Überlastungstyp. (Nach Gutmann 1975a)

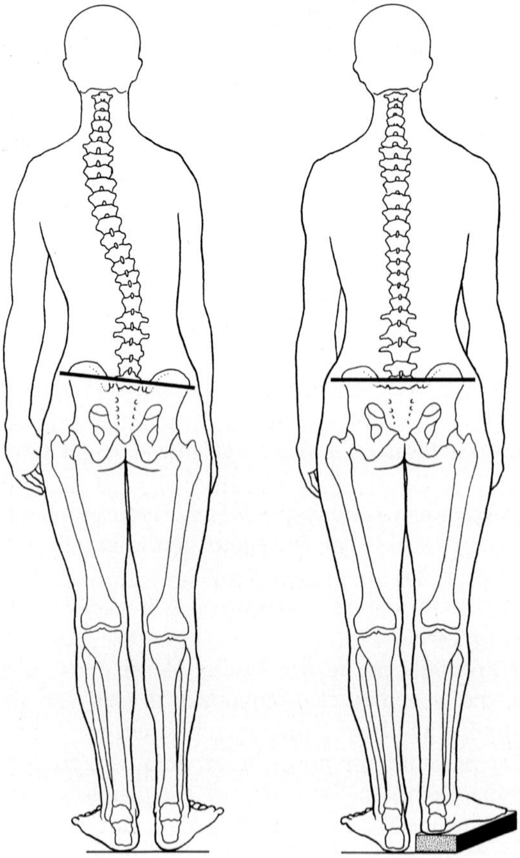

Abb. 62. Korrektur der Statik in der frontalen Ebene durch Nivellierung der Kreuzbeinbasis. (Nach Lanz-Wachsmuth 1982)

Das bestätigt die Beobachtung der in Manueller Medizin ausgebildeten Ärzte, daß Störungen der Statik in der Frontalebene einen wesentlichen Faktor bei der Ursache von chronischen Rückenschmerzen darstellen können und durch Schuhausgleich behandelt werden müssen. Auch nach Niethard (1982) sollten bei Dekompensation kleinere Fehlstatiken ausgeglichen werden. Dabei sind jedoch nicht Hüftkopfhöhe oder Beckenkammhöhe die entscheidenden Parameter für einen Ausgleich, sondern die *Kreuzbeinbasis,* auf der die Wirbelsäule letztlich ruht (Greenman 1979a). Sie sollte auf einer nach den von Gutmann angegebenen Kriterien angefertigten LBH-Aufnahme (s. S. 57) parallel zum unteren Bildrand stehen. Greenman zieht eine Linie tangential zur Kreuzbeinbasis von Bildrand zu Bildrand und fällt von dieser über dem Scheitel der Hüftköpfe jeweils eine Senkrechte zum unteren Bildrand. Die Länge dieser Senkrechten wird ausgemessen und aus einer evtl. Differenz die Seite und Höhe des Schuhausgleichs abgeleitet. Messungen mit Maßband, Wasserwaage oder Unterlegen von Brettchen sind viel zu ungenau und zeigen die Neigung der Kreuzbeinbasis in der Horizontalebene nicht. Das mag eine der Ursachen über die vielen unterschiedlichen Auffassungen zur Frage eines Schuhausgleichs sein.

Der Schiefstand einer Kreuzbeinbasis kann durch funktionelle Störungen vorgetäuscht werden, am häufigsten durch Kreuzdarmbeingelenkblockierung, asymmetrische Störung des muskulären Gleichgewichts im Lenden-Becken-Hüftbereich, Schmerzschonhaltung, Kontrakturen im Hüft- oder Kniegelenk. Vor der Verordnung eines Schuhausgleichs müssen diese Störungen nach Möglichkeit behoben werden.

Besteht ein echter Kreuzbeinschiefstand, so wird bei rezidivierenden Beschwerden ab 0,5 cm ein Schuhausgleich verordnet. Ist die Differenz größer als 0,5 cm, so erfolgt der Schuhausgleich schrittweise: im Durchschnitt 0,5 cm in 6 Monaten (Rompe 1978). Ein vollständiger Ausgleich sollte in jedem Falle angestrebt werden. Bei älteren Erwachsenen mit länger bestehender kompensatorischer Skoliosierung und degenerativen Veränderungen kann der teilweise Ausgleich versucht werden.

Greenman (1979a) erhöht den Schuh auch am längeren Bein, wenn dies für den Geradstand der Kreuzbeinbasis erforderlich ist.

Eine weitere häufige Ursache chronischer Lumbalsyndrome und rezidivierender Wirbelbogengelenkblockierungen sind Störungen des *muskulären Gleichgewichts* (s. S. 61) im Lenden-Becken-Hüftbereich. Die Überprüfung der Muskulatur auf Verkürzungen oder Abschwächungen gehört zur Routineuntersuchung, sie erfolgt rasch und ist eine der Voraussetzungen für den Dauererfolg einer Behandlung.

Die besten *Vorbeugemaßnahmen* gegen chronische Rückenschmerzen und andere funktionell bedingte Wirbelsäulenbeschwerden sind:
1) regelmäßiges Tragen eines evtl. notwendigen Schuhausgleichs, auch an Sport- und Hausschuhen;
2) tägliches Wiederholen eines auf den speziellen Fall zugeschnittenen Übungsprogrammes zum Ausgleich der muskulären Dysbalancen;
3) eine physiologische Haltung im Alltag und am Arbeitsplatz (Eklundh 1979; Stoddard 1982).

8.4 Ischialgien

8.4.1 Differentialdiagnose des Bandscheibenvorfalls

Nicht jeder in ein Bein ausstrahlender Rückenschmerz ist durch einen Bandscheibenvorfall verursacht. In der Klinik ist das Bild sicherlich anders. In der täglichen Praxis des in Manueller Medizin ausgebildeten Arztes treten folgende Hauptursachen der Reihenfolge ihrer Häufigkeit nach auf:

Blockierung der Kreuzdarmbeingelenke, Wirbelgelenkblockierungen im unteren Lumbalbereich, Bandlockerungen, Bandscheibenprotrusionen oder Vorfälle, Kokzygodynie, entzündliche oder destruierende Prozesse.

Abgesehen von entzündlichen oder destruierenden Prozessen, die wir ohnehin durch die Allgemeinuntersuchung ausschließen müssen, ist es wichtig, bei jedem Kreuzschmerz, der in ein Bein ausstrahlt, zuerst zu differenzieren, ob die Ursache der Beschwerden in einer segmentalen Dysfunktion oder in einem Bandscheibenvorfall liegt, weil hierdurch das gesamte weitere therapeutische Vorgehen bestimmt wird. Im ersteren Fall ist eine manuelle Behandlung angezeigt, im letzteren Fall nicht (es sei denn, eine „Begleitblockierung" müsse behoben werden).

Um die Differentialdiagnose zu erleichtern, hat Steinrücken (1980) eine Tabelle zusammengestellt, die wir modifiziert wiedergeben (Tabelle 4).

Jeder Arzt kann die in dieser Tabelle beschriebenen Befunde erheben und bei Verdacht auf eine Wirbelbogengelenkblockierung, einen in Manueller Medizin ausgebildeten Kollegen zu Rate ziehen. Dieser kann mit Hilfe der manuellen Feindiagnostik die bereits erhobenen Befunde weiter differenzieren und evtl. eine gezielte Behandlung durchführen. In vielen Fällen kann auf diese Weise auf eine aufwendige Computertomographie verzichtet werden.

Erschwert wird die Differentialdiagnose dadurch, daß in einer Reihe von Fällen die radikuläre Symptomatik eines Bandscheibenvorfalls in eine pseudoradikuläre Symptomatik auf nervös-reflektorischer Grundlage einer Begleitblockierung der Segmente des unteren Lumbalbereichs oder der Kreuzdarmbeingelenke eingebettet sein kann. Hier wird gelegentlich erst der weitere Verlauf, das Ansprechen auf die Therapie, evtl. die Myelographie oder Computertomographie, diagnostisch weiterhelfen.

8.4.2 Kreuzdarmbeingelenke

Blockierungen der Kreuzdarmbeingelenke sind in der täglichen Praxis häufig Ursache akuter und chronischer Beschwerden im unteren Lumbalbereich. Oft werden Schmerzen angegeben, die in die Rückseite eines Oberschenkels ausstrahlen.

Noch bis vor einigen Jahren waren Klinik und Pathologie der Funktionsstörungen der Kreuzdarmbeingelenke wenig bekannt. Der Arzt beschränkte sich auf das Erkennen und Behandeln von Traumafolgen, entzündlichen oder destruierenden Prozessen. Man nahm an, Kreuzdarmbeingelenke seien unbeweglich. Die vom Patienten geklagten Beschwerden wurden als Ischialgie gedeutet. Erst druch die verfeinerte Untersuchungstechnik der Manuellen Medizin gewann man genauere Kenntnisse von der Bewegungsphysiologie des Beckenrings und konnte Funktionsstörungen im Bereich der Kreuzdarmbeingelenke als häufige Ursache von Kreuzschmerzen erkennen und behandeln.

Tabelle 4. Differentialdiagnose des Bandscheibenvorfalls

Für Bandscheibenvorfall sprechen	Andere Ursachen (z. B. Blockierung) möglich
Schmerzausstrahlung scharf umgrenzt in ein bestimmtes Dermatom	Schmerzausstrahlung ist mehr diffus
Der ausstrahlende Schmerz schießt beim Pressen, Niesen, Husten ein oder wird verstärkt	Keine Verstärkung durch Pressen. Beim Husten und Niesen infolge der Erschütterung höchstens lokale Schmerzverstärkung
Bei bestimmten Bewegungen fährt es wie ein elektrischer Schlag in das Bein	Schmerzverstärkung durch bestimmte Bewegungen möglich, mehr lokal, gelegentlich in das Bein ausstrahlend, nie wie ein elektrischer Schlag
Der Schmerz hat neuralgiformen Charakter und wird v. a. beim Sitzen verstärkt	Der Schmerz läßt beim Sitzen nach
Befunde bei Untersuchung im Stehen	
Ausgeprägte Schonhaltung, Schmerzskoliose, meist zur Schmerzgegenseite. Die statische Störung ist nicht kompensiert. Kopflot gegenüber dem Fußlot seitlich verschoben	Es besteht zwar häufig eine Schonhaltung, sie ist aber statisch kompensiert
Seit- und Rückwärtsneigung zur schmerzenden Seite nicht möglich. Wird die Seit- und Rückwärtsneigung trotzdem versucht, tritt sofort ein in das Bein ausstrahlender Schmerz auf	Seitneigung zur schmerzenden Seite aufgehoben oder eingeschränkt, gelegentlich Schmerzausstrahlung in das Bein. Es wird ein lokaler Schmerz angegeben.
Befunde bei Untersuchung in Rückenlage	
Lasègue $<45°$ positiv, in Endstellung Bragard positiv. Plötzlich einschießender Schmerz	Lasègue $>50°$ positiv, langsam sich steigernder Schmerz, Bragard negativ (sog. Pseudo-Lasègue)
Gekreuzter Lasègue positiv	Gekreuzter Lasègue negativ, auch wenn der einseitig geprüfte eine schmerzhafte Einschränkung gezeigt hat
Motorische Schwäche bestimmter Muskelgruppen	Motorische Schwäche nur subjektiv, Kraft der Kennmuskeln nicht vermindert
Reflexabschwächungen oder Reflexausfälle	Keine Reflexausfälle
Minderung oder Verlust der Empfindung für Berührung und Schmerz in bestimmten Dermatomen	Verstärkte Schmerzempfindung in bestimmten Dermatomen. Kibler-Kneifzonen schmerzhaft
Befunde bei Untersuchung in Bauchlage	
Tiefendruckschmerz bei Druck auf einen bestimmten Processus spinosus (ventraler Verschiebeschmerz)	Schmerzangabe bei seitlichem Druck auf den Dorn eines bestimmten Wirbels
Klingelknopfphänomen: Bei der Prüfung des paraspinalen Druckschmerzes tritt ein ins Bein ausstrahlender Schmerz auf	Nur lokaler Schmerz, der Federtest ist negativ
Druckdolenz der typischen Ischiaspunkte (Valleix)	Druckdolenzen finden sich in Form von Myogelosen oder druckschmerzhaften Muskelansatzstellen, in der aus dem gestörten Segment innervierten Muskulatur

Wie jeder Bewegungsvorgang am Haltungs- und Bewegungsapparat des Menschen funktionell gestört sein kann, so auch die Beweglichkeit des Beckenrings mit seinen Kreuzdarmbeingelenken sowohl im Sinne der Blockierung als auch der lokalen pathologischen Hypermobilität (s. S. 84).

Wie bereits auf S. 27 beschrieben, ist ein aktives Bewegen der Kreuzdarmbeingelenke nicht möglich. Beim Beugen der Lendenwirbelsäule nach vorn macht das Kreuzbein zwischen den Darmbeinen eine Nickbewegung, welche „Nutation" genannt wird. Beim Gehakt schwingt das Sakrum im Wechsel um eine rechte und linke diagonale Achse (Abb. 14). Jede dieser physiologischen Bewegungen kann blockieren.

Darüber hinaus gibt es Blockierungen, welche nicht den physiologischen Bewegungsrichtungen folgen. Diese sind immer durch ein Trauma verursacht. Es gibt folgende Möglichkeiten:

a) Eine ganze Beckenhälfte ist nach kranial geglitten (Upslip), z. B. nach dem Verfehlen einer Treppenstufe.
b) Eine ganze Beckenhälfte ist nach kaudal geglitten (Downslip), z. B. durch einen Skisturz, bei dem sich die Bindung nicht gelöst hat oder nach einem Sturz vom Pferd, bei dem der Reiter in den Steigbügeln hängen geblieben ist. Auch nach Zangenentbindungen wurde dieser Blockierungstyp beobachtet.
c) Eine ganze Beckenhälfte ist nach lateral geschwungen (Outflare).
d) Eine ganze Beckenhälfte ist nach medial geschwungen (Inflare), z. B. nach einem Sturz auf eine Beckenhälfte, aber auch nach Entbindungen.

Wie in allen anderen Wirbelsäulenabschnitten dürfen wir uns also auch am Bekkenring nicht damit begnügen zu diagnostizieren, daß ein Gelenk „blockiert" ist, sondern müssen Art und Richtung der Blockierung bestimmen.

Hierzu das folgende Beispiel:

Eine 42jährige grazile, schlanke, etwas hypermobile Turnlehrerin war bei einem Absprung von einem Turngerät „falsch aufgekommen". In den folgenden Tagen entwickelte sich ein Rückenschmerz, der zunehmend in das linke Bein ausstrahlte. Neurologisch konnte kein krankhafter Befund erhoben werden. Alle der üblichen konservativen Behandlungsversuche mit Fangopackungen, Massagen, Reizstrombehandlungen, Infiltrationen und Gabe von Antiphlogistika schlugen fehl. Es wurde zweimal (!) eine Myelographie durchgeführt, die keinen raumfordernden Prozeß im unteren Lumbalbereich zeigte. Trotzdem schlug man der Patientin vor, eine Probeeröffnung des Lumbalkanals durchzuführen. Sie suchte daraufhin einen manualmedizinisch tätigen Kollegen auf. Die Untersuchung der Patientin ergab wiederum keine neurologischen Ausfälle. Sie zeigte eine Verkürzung der Oberschenkelstrecker links (Pseudo-Lasègue), ein positives Vorlaufphänomen links und eine Blockierung im Sinne eines Upslip. Die manuelle Behandlung führte zu einer fast völligen Beschwerdefreiheit. Die Patientin erlitt ein Rezidiv, als sie 2 Tage später, auf dem Rücken liegend, mit ihren beiden Füßen einen oberhalb des Kopfs liegenden Ball holen wollte. Dieses Mal war das linke Kreuzdarmbeingelenk im Sinne einer Ventralisatio et caudalisatio per rotationem blockiert. Diese Blockierung wurde wiederum gelöst und das Ergebnis dieser Behandlung durch einen Beckengurt gesichert. Die Patientin blieb beschwerdefrei.

Es gehört zu den besonderen Verdiensten der Manuellen Medizin, die Funktionsstörung der Kreuzdarmbeingelenke aus dem Komplex der unteren Lumbalsyndrome herausgelöst und einer gezielten Behandlung zugänglich gemacht zu haben.

8.4.3 Kokzygodynie

Eine leicht übersehene Ursache von Schmerzen im unteren Lumbalbereich, welche in einen oder beide Oberschenkel ausstrahlen können, ist eine Funktionsstörung des Steißbeins, worauf v.a. Lewit (1977) und andere Mitarbeiter der Prager Schule (Manca et al. 1977) immer wieder hingewiesen haben. Der Patient klagt über Schmerzen, v.a. beim Sitzen auf harter Unterlage und gibt gelegentlich einen Sturz oder eine schwere Geburt in der Vorgeschichte an. Die Palpation, evtl. unterstützt durch eine digitale rektale Untersuchung, deckt die Schmerzquelle auf. Die Verspannung der Muskulatur am Steißbein ist oft so ausgeprägt, daß eine Mobilisations- oder Manipulationsbehandlung allein nicht ausreicht und eine Infiltrationsbehandlung entweder direkt an den Schmerzpunkt oder in den Sakralkanal erforderlich wird.

8.5 Extremitätengelenke

Die Manuelle Medizin hat die diagnostischen und therapeutischen Möglichkeiten auch an den Extremitätengelenken wesentlich erweitert. Neben der Untersuchung des Kapselmusters und der Koordination der dem Gelenk zugeordneten Muskulatur ist es v.a. die Prüfung des Gelenkspiels, welches die Möglichkeit gibt, Feinbefunde zu erheben, wie sonst mit keiner anderen Methode.

Hierzu ein Beispiel:

Eine 45jährige Krankenschwester klagte über Schmerzen am linken Fuß, die ohne Ursache vor etwa einem halben Jahr aufgetreten seien. Sie suchte einen Facharzt für Orthopädie auf, der die Beschwerden als Folge eines Senkspreizfußes deutete.

Er verordnete ein Paar Lederkorkeinlagen nach Gipsabguß. Diese Maßnahme brachte keine Linderung. Die Röntgenaufnahmen ließen keinen krankhaften Befund erkennen. Daraufhin infiltrierte er den Hauptschmerzpunkt am Innenrand des Fußes mehrfach mit einem Kortikoid, was nur zu einer vorübergehenden Besserung führte. Der Arzt zog nun einen Kollegen zu Rate, der in manualmedizinischer Untersuchungs- und Behandlungstechnik der Extremitätengelenke ausgebildet war.

Eine nochmalige Untersuchung in der herkömmlichen Weise zeigte zunächst wiederum einen „normalen" Senkspreizfuß. Die übliche Bewegungsprüfung ergab eine normale Beweglichkeit in allen Gelenken, vom oberen Sprunggelenk bis zum Großzehengrundgelenk. Im Bereich des Kahnbeins wurde ein umschriebener Druckschmerz angegeben.

Die manualmedizinische Untersuchungstechnik deckte eine Blockierung der Gleitbewegung und eine Einschränkung des Gelenkspiels zwischen Os naviculare und Os cuneiforme I auf. Nach einigen Mobilisationen wurde eine Manipulation durchge-

führt. Es gab ein lautes, knackendes Geräusch. Die sofort angeschlossene Bewegungsprüfung zeigte ein normales Gelenkspiel. Die Patientin war nach Abklingen des Reizzustandes im Gelenk nach 2–3 Tagen beschwerdefrei.

Reversible Funktionsstörungen an den Extremitätengelenken können viele Ursachen haben, wie chronische Fehlbelastungen, Ruhigstellung im Gipsverband, kleinere Traumen („vergreifen, umknicken"), Gelenkerkrankungen (nach rheumatischen Entzündungen oder Sudeck), degenerative Veränderungen usw.

Die manuelle Therapie der Extremitätengelenke ist sehr schonend, da sie immer senkrecht oder parallel zur Tangentialebene des Gelenks arbeitet.

Liegt eine Störung des Gelenkspiels im Sinne der Blockierung vor, dann haben wir 2 Möglichkeiten des therapeutischen Vorgehens: die Mobilisation und die Manipulation (s. S. 64, 73 ff.). Durch das Freibahnen der translatorischen Bewegungen werden die angulären Bewegungen normalisiert. Der Behandler wird immer wieder erstaunt sein, welche Bereicherung seiner therapeutischen Möglichkeiten die manuelle Behandlung der Extremitätengelenke darstellt und wie rasch und elegant er auch in hartnäckigen Fällen vorankommt.

Hier noch ein Beispiel:

Ein 50jähriger Elektromeister stürzte beim Skifahren und prellte sich das rechte Schultergelenk. Es entwickelte sich eine schmerzhafte Schultersteife. Die üblichen Behandlungen wurden in die Wege geleitet. Fangopackungen führten zu einer Verschlimmerung der Beschwerden. Massagen, Kurzwellendurchflutungen, intraartikuläre Kortikoid-Injektionen, orale Antiphlogistika, Sedativa und Stellatumblockaden brachten keine Besserung. Ein krankengymnastischer Behandlungsversuch mußte wegen starker Schmerzen abgebrochen werden.

5 Monate nach dem Unfallereignis suchte der Patient die Poliklinik einer Universitätsklinik auf. Der untersuchende Assistent hatte zufällig kurz zuvor einen Extremitätenkurs in Manueller Medizin besucht. Er fand eine fast völlige Einsteifung des rechten Schultergelenks. Lediglich die Innenrotation war noch um etwa 20° möglich. Nach einer Traktionsbehandlung gab der Patient an, daß er erstmals etwas Erleichterung in der Schulter spüre und den Arm etwas besser bewegen könne. Die Innenrotation hatte sich um etwa 10° gebessert. Die Abduktion war jetzt um etwa 10° möglich. Die ursprünglich geplante Mobilisation des Arms in Narkose wurde daraufhin abgesetzt und ein konservativer Behandlungsversuch unternommen. 9 Wochen lang wurde täglich eine Traktions- und translatorische Mobilisationsbehandlung durchgeführt. Dann war das Schultergelenk frei beweglich.

Die manuelle Behandlung der Extremitätengelenke ist keine Monotherapie. Sie ist bei reversiblen Funktionsstörungen eines Gelenks mit Kapselmuster und eingeschränktem Gelenkspiel angezeigt. Sie ergänzt sich mit der analgetisch-antiphlogistischen und physikalischen sowie der krankengymnastischen Behandlung der Gelenke. Durch die manuelle Therapie wird die Arbeit des Behandlers wesentlich erleichtert und die Wiederherstellung des Patienten deutlich beschleunigt.

9 Schlußbemerkung

Das vorliegende Buch gibt dem Leser einen Überblick über den gegenwärtigen Stand der Manuellen Medizin und damit die Möglichkeit zu einem eigenen kritischen Urteil.

Wer sich näher mit der Manuellen Medizin befassen will, kommt nicht umhin, die einschlägigen Lehrbücher zu studieren und v.a. an einem praktischen Ausbildungsprogramm teilzunehmen.

Man kann die Manuelle Medizin nicht aus Büchern, sondern nur von Hand zu Hand und durch fleißiges Üben lernen.

10 Literatur

Anderson B (1982) Stretching. Hübner, Waldeck-Dehringhausen

Arlen A (1979) Biometrische Röntgenfunktionsdiagnostik an der Halswirbelsäule. Fischer, Heidelberg (Schriftenreihe Manuelle Medizin, Bd 5)

Barbor R (1979) Instabilität der Wirbelsäule. Theoretische Fortschritte und praktische Erfahrungen der Manuellen Medizin. Konkordia, Bühl, S 172–181

Beal MC (1967) The subjective factors of palpatory diagnosis. J O. August: 91–93

Bergsmann O, Eder M (1967) Thorakale Funktionsstörungen. Haug, Heidelberg

Bergsmann O, Eder M (1982) Funktionelle Pathologie und Klinik der Brustwirbelsäule. Bd 2: Funktionelle Pathologie und Klinik der Wirbelsäule. Fischer, Stuttgart New York

Bischoff HP (1983) Segmentale Diagnostik an der Wirbelsäule. Manuelle Medizin heute. Springer, Berlin Heidelberg New York Tokyo, S 21–27

Bischoff HP (1985) Chirodiagnostische und chirotherapeutische Technik. Perimed, Erlangen

Bittscheid W (1988) Elektromyographische Messungen an der Rückenmuskulatur vor und nach Manipulation. Man Med 26: 47–51

Brügger A (1977) Die Erkrankungen des Bewegungsapparates und seines Nervensystems. Fischer, Stuttgart New York

Buerger A (1979) Klinische Untersuchungen zur Wirksamkeit der Manuellen Therapie. Theoretische Fortschritte und praktische Erfahrungen der Manuellen Medizin. Konkordia, Bühl, S 194–213

Corre F le, Rageot E (1979) Über ein klinisches Zeichen bei cervicalen Cephalgien: „Das Zeichen der Augenbraue“ nach Maigne. Theoretische Fortschritte und praktische Erfahrungen der Manuellen Medizin. Konkordia, Bühl, S 68–69

Cyriax J (1969) Textbook of orthopaedic medicine. Baillière Tindal, London

Derbolowsky U (1976) Medizinisch-orthopädische Propädeutik für Manuelle Medizin und Chirotherapie. Fischer, Heidelberg

Dörr WM (1962) Nochmals zu den Menisci in den Wirbelbogengelenken. Z Orthop 96/4: 457

Dvořák J, Dvořák V (1983) Manuelle Medizin Diagnostik. Thieme, Stuttgart New York

Dvořák J, Orelli F von (1982) Das Verhältnis der Komplikationen zu durchgeführten Manipulationen in der Schweiz. Schweiz Rundsch Med Prax 71: 64

Eder M, Tilscher H (1982) Schmerzsyndrome der Wirbelsäule. Die Wirbelsäule in Forschung und Praxis, Bd 81. Hippokrates, Stuttgart

Eder M, Tilscher H (1988) Chirotherapie. Vom Befund zur Behandlung. Hippokrates, Stuttgart

Eklundh M (1979) Achte auf Deinen Rücken! Pflaum, München

Engel JM (1982) Quantitative Thermographie in der Diagnostik und Therapiekontrolle der manuellen Medizin. Man Med 2: 36–43

Erdmann H (1967) Grundzüge einer funktionellen Wirbelsäulenbetrachtung. Man Med 5: 55

Erdmann H (1968 a) Grundzüge einer funktionellen Wirbelsäulenbetrachtung. Man Med 6: 32

Erdmann H (1968 b) Man Med 6: 78

Fisk JW (1977) The painful neck and back. Thomas, Springfield/Ill

Forte M (1981) Trattato di Medicina Maniplativa. Eigenverlag

Frayette HH (1954) Principles of osteopathic technic. Academy of Applied Osteopathy, Carmel, California

Friberg O (1983) Biomechanics and clinical significance of unrecognized leg length inequality. Vortrag Internationaler Kongreß für Manuelle Medizin, Zürich

Frisch H (1987) Die programmierte Untersuchung des Bewegungsapparats. Springer, Berlin Heidelberg New York Tokyo

Gaymans F (1973) Neue Mobilisations-Prinzipien und Techniken an der Wirbelsäule. Man Med 2: 12

Gaymans F (1978) Vortrag Internationaler Kongreß für Manuelle Medizin, Kopenhagen

Goodridge JP (1981) Muscle energy technique. Definition, explanation, methods of procedure. J AOA 81: 249

Greenman P (1979a) Verkürzungsausgleich - Nutz und Unnutz. Theoretische Fortschritte und praktische Erfahrungen der Manuellen Medizin. Konkordia, Bühl, S333-341

Greenman P (1979b) Manuelle Therapie am Brustkorb. Man Med 17/2: 17

Greenman P (1984) Eingeschränkte Wirbelbewegung. Man Med 22: 1-15

Gutmann G (1968) Das zervikal-diencephal-statische Syndrom des Kleinkindes. Man Med 6: 112-119

Gutmann G (1975a) Röntgendiagnostik der Wirbelsäule unter funktionellen Gesichtspunkten. Man Med 13: 1-12

Gutmann G (1975b) Die pathogenetische Aktualitätsdiagnose. Rehabilitatica 10-11: 15-24

Gutmann G (1982) Funktionelle Pathologie und Klinik der Wirbelsäule. Fischer, Stuttgart New York

Hackett GS (1956) Joint ligament relaxation treated by fibroosseous proliferation. Thomas, Springfield/Ill

Hamberg J, Evjenth O (1982) Muskeldehnung, warum und wie? Remed, Zug

Hansen K, Schliack H (1962) Segmentale Innervation, ihre Bedeutung für Klinik und Praxis. Thieme, Stuttgart

Heufelder D (1983) Zur Beinlängendifferenz. Z Allg Med S440-454

Hildreth AG (1942) The lengthening shadow of Dr. Andrew Taylor Still. Hildreth, Macon, Missouri & Van Vleck, Paw Paw, Michigan

Hülse M, Partsch CJ (1976) Cervicaler Nystagmus ausgelöst durch Halsrezeptoren. HNO 24: 268

Hülse M (1983) Die zervikale Gleichgewichtsstörung. Springer, Berlin Heidelberg New York Tokyo

Huguenin F (1985) Gesunder Rücken. Hallwag, Bern

Janda V (1970) Muskelfunktion in Beziehung zur Entwicklung vertebragener Störungen. Manuelle Medizin und ihre wissenschaftlichen Grundlagen. Verlag für physikalische Medizin, Heidelberg

Janda V (1976) Muskelfunktionsdiagnostik. Steinkopf, Dresden

Junghans H (1954) Das Bewegungssegment der Wirbelsäule und seine praktische Bedeutung. Arch Orthop 104

Kaltenborn FM (1976) Manuelle Therapie der Extremitätengelenke. Norlis, Oslo

Kapandji IA (1970) The physiology of joints. Churchill Livingstone, Edinburgh

Kibler M (1958) Das Störungsfeld bei Gelenkerkrankungen und inneren Krankheiten. Hippokrates, Stuttgart

Kimberly PE (1979) Bewegung - Bewegungseinschränkung - Anschlag. Theoretische Fortschritte und praktische Erfahrungen der Manuellen Medizin. Konkordia, Bühl, S39-44

Kleynhans AM (1980) Complications of and contraindications to spinal manipulative therapy. In: Haldeman S (ed) Modern developments in the principles and practice of chiropractic. Appleton Century Crofts, New York, pp359-384

Korr IM (1975) Proprioceptors and somatic dysfunction. JAOA 74: 638

Kuhlendahl H (1970) Analyse der Biomechanik von Halswirbelsäule und Rückenmark. In: Trostdorf E, Steuder HS (Hrsg) Wirbelsäule und Nervensystem. Thieme, Stuttgart

Kunert W (1975) Wirbelsäule und Innere Medizin. Enke, Stuttgart

Lanz-Wachsmuth (1982) Praktische Anatomie II, 7 Rücken. Springer, Berlin Heidelberg New York Tokyo

Lewit K (1977) Manuelle Medizin im Rahmen der medizinischen Rehabilitation. Urban & Schwarzenberg, München

Lewit K (1981) Muskelfazilitations- und Inhibitationstechniken in der Manuellen Medizin. Man Med 19/1, 2: 12, 40

Lewit K, Gaymans F (1980) Muskelfazilitations- und Inhibitionstechniken in der Manuellen Medizin. Man Med 18/6: 102

Lewit K (1985) Manipulative therapy in rehabilitation of the motor system. Butterworths, London Boston Durban Singapore Sydney Toronto Wellington

Maigne R (1961) Die manuelle Wirbelsäulentherapie. In: Die Wirbelsäule in Forschung und Praxis, Bd 22. Hippokrates, Stuttgart
Manca S, Niepel G, Dinka I (1977) Anteil der Kokzygodynie an den Kreuzschmerzen. Man Med 15: 32–34
Menell J (1952) The science and art of joint manipulation. In: The spinal column voll II. Churchill, London
Mitchell FL, Prusso NA, Moran PS (1979) An evaluation and treatment manual of osteopathic muscle energy. ICEOP, Valley Park
Neumann H-D (1978) Scriptum zum Informationskurs der Deutschen Gesellschaft für Manuelle Medizin, 2. Aufl. Konkordia, Bühl
Neumann H-D (1979) Ein didaktisches Denkmodell zur Manuellen Medizin. Theoretische Fortschritte und praktische Erfahrungen der Manuellen Medizin. Konkordia, Bühl, S 244–251
Neumann H-D, Wolff H-D (1979) Theoretische Fortschritte und praktische Erfahrungen der Manuellen Medizin. Konkordia, Bühl
Neumann H-D (1985) Manuelle Diagnostik und Therapie von Blockierungen der Kreuzdarmbeingelenke nach F. Mitchell. Man Med 23: 116–126
Neumann H-D (1988) Die Behandlung der HWS mit der Muskelenergietechnik nach Mitchell. Man Med 26: 17–25
Niethard FU (1982) Formveränderungen der Lendenwirbelsäule bei Beinlängendifferenz. Zschr f Orth u ihre Grenzgeb 120, 2: 91–214
Palmer SG (1933) The subluxation specific – the adjustment specific. Davenpurt, Iowa
Peper W (1978) Der chiropraktische Report. Haug, Heidelberg
Rompe G (1978) Beinlängendifferenzen. Informationen d Berufsverb Orth 2: 31
Sachse J (1977) Manuelle Untersuchung und Mobilisationsbehandlung der Extremitätengelenke. Fischer, Heidelberg (Schriftenreihe Manuelle Medizin, Bd 4)
Sachse J (1979) Hypermobilität, Einteilung und diagnostische Kriterien. Theoretische Fortschritte und praktische Erfahrungen der Manuellen Medizin. Konkordia, Bühl, S 154–158
Sandberg LB (1955) Atlas und Axis. Hippokrates, Stuttgart
Schiötz EH, Cyriax J (1975) Manipulation past and present. Heinemann Medical Books, London
Schmitt HP (1978) Manuelle Therapie der Halswirbelsäule und ihre Gefahren. Man Med 16: 71–77
Schneider W, Tritschler T, Dvořák J, Dvořák V (1984) Ausbildungskonzept Manuelle Medizin in der Schweiz 1983. Man Med 22: 139–144
Schwarz E (1970) Internistische Indikationen der manipulativen Therapie. Man Med 2: 25
Seifert K (1981) Cervical-vertebragene Schluckschmerzen in der HNO-Heilkunde. Man Med 19: 85–91
Seifert K (1988) Welche Bedeutung hat die funktionelle Kopfgelenksblockierung bei periphervestibulärem Schwindel? Man Med 26: 89–94
Sell K (1969) Spezielle manuelle Segmenttechnik als Mittel zur Abklärung spondylogener Zusammenhangsfragen. Man Med 7: 2
Spalteholz-Spanner (1966) Handatlas der Anatomie des Menschen. Scheltema & Holkeman, Amsterdam
Steglich H-D (1974) Zur Druckbelastung des Stützgewebes durch manual-therapeutische Techniken. Vortrag auf dem Internationalen Kongreß für Manuelle Medizin, Prag
Steinbrück K, Rompe G (1979) Hochleistungssport – planmäßig erworbene Hypermobilität? Theoretische Fortschritte und praktische Erfahrungen der Manuellen Medizin. Konkordia, Bühl, S 159–164
Steinrücken H (1980) Chirotherapeutisch beeinflußbare Krankheitsbilder. Hippokrates, Stuttgart
Stiles EG (1979) Manuelle Behandlung der chronischen Lungenerkrankungen. Theoretische Fortschritte und praktische Erfahrungen der Manuellen Medizin. Konkordia, Bühl, S 110–119
Still AT (1908) Autobiography – with a history of the discovery and development of the science of osteopathy. Publ by the Author, Kirksville (Revised edn)
Stoddard A (1970) Lehrbuch der osteopathischen Technik an Wirbelsäule und Becken. Die Wirbelsäule in Forschung und Praxis, Bd 19. Hippokrates, Stuttgart
Stoddard A (1982) Leben ohne Rückenschmerzen. Hippokrates, Stuttgart
Sutter M (1975) Klinik und Bedeutung spondylogener Reflexsyndrome. Schweiz Rundsch Med Prax 64: 42

Terrier JC (1969) Die manipulative Therapie der Wirbelsäule: Grundlagen und Indikationen. Rheumatismus in Forschung und Praxis, Bd V. Huber, Bern Stuttgart Wien
Tilscher H (1977) Das obere Zervikalsyndrom. Zschr f Orth u ihre Grenzgeb 6: 112
White A, Panjabi MM (1978) Clinical biomechanics of the spine. Lippincott, Philadelphia
Winkel D et al. (1985) Nicht operative Therapie der Weichteile des Bewegungsapparates, Teil 2. Gustav Fischer, Stuttgart New York
Wolf J (1969) Die Chondrosynovialmembran als einheitliche Auskleidungshaut der Gelenkhöhle mit Gleit- und Barrierefunktion. Man Med II: 25
Wolff H-D (1983) Neurophysiologische Aspekte der Manuellen Medizin. Springer, Berlin Heidelberg New York
Wyke BD (1979) Reflexsysteme in der Brustwirbelsäule. Theoretische Fortschritte und praktische Erfahrungen der Manuellen Medizin. Konkordia, Bühl, S 99-100
Wyke BD, Polacek (1975) Articular neurology - the present position. J Bone Joint Surg [Br] 57: 401
Zicha K (1966) Rehabilitation der rheumatischen Arthritis. Physikal Med Rehab 7: 261
Zicha K (1979) Proliferationstherapie bei Enthesopathien. Theoretische Fortschritte und praktische Erfahrungen der Manuellen Medizin. Konkordia, Bühl, S 190-193
Zukschwerdt L, Emminger E, Biedermann F, Zettel H (1960) Wirbelgelenk und Bandscheibe. Hippokrates, Stuttgart

11 Sachverzeichnis

1895 Dr. Andrew Taylor Still